癌症一级预防科普教育手册

主　编　赫　捷　张亚玮

副主编　黄　璜　孙培元

顾　问　沈洪兵　国家疾病预防控制局

　　　　邬堂春　华中科技大学同济医学院公共卫生学院

编　委（以姓氏笔画为序）

国家癌症中心 / 国家恶性肿瘤临床医学研究中心 / 中国医学科学院肿瘤医院

　　王锡山　毕晓峰　刘　正　孙培元　邹开勇

　　张亚玮　陈应泰　黄　璜　赫　捷

北京协和医院　赵　楠

中国人民解放军总医院第五医学中心　柳芳芳

哈尔滨医科大学附属第一医院　张大明

耶鲁大学　卓昊然　金　兰

芝加哥大学　罗家俊

人民卫生出版社

·北　京·

前言

我国的癌症发病和死亡人数位居世界各国之首，且发病率和病死率均逐年攀升。癌症已成为危害国民生命健康的主要疾病之一。仅 2020 年，我国就有超过 450 万新发癌症病例，约 300 万人死于癌症。相较于其他常见慢性疾病，癌症的预后通常较差，治疗费用普遍较高。因此，癌症也成为导致我国劳动力人口损失、家庭因病致贫返贫的重要原因，影响着国家经济和社会的可持续发展。《健康中国行动（2019—2030 年）》指出，随着我国人口老龄化和工业化、城镇化进程不断加快，加之慢性感染、不健康生活方式的广泛流行和环境污染、职业暴露等因素的逐渐累积，我国未来的癌症防控形势将十分严峻。而癌症防控的最大挑战即是其病因的异质性（不同癌种、不同患者的患癌因素不同）和复杂性（癌症是由多种致癌因素长期作用形成）。科学研究表明，癌症的发生是一个多因素、多阶段、复杂渐进的过程，超过九成的癌症病例都与外部致癌因素暴露有关，近一半的癌症病例可以通过保持健康的生活方式及避免环境致癌物的暴露得以预防。因此，个人尽早学习掌握癌症防治核心知识，并在日常生活中主动采取积极的预防措施，对于降低癌症的发病风险将具有显著效果。为此，《健康中国行动（2019—2030 年）》制定了"到 2030 年，癌症防治核心知识知晓率不低于 80%"的行动目标。现阶段，虽然约一半的癌症已经存在相对明确的病因，但绝大多数癌症病因知识仍未传播到广大人民群众中，普通民众的癌症防控意识不强，癌症防治知识有限，癌症的一级预防（即预防癌症的发生）无法贯彻落实，难以使健康人群远离癌症，降低癌症发病率。

鉴于此，国家癌症中心／国家恶性肿瘤临床医学研究中心／中国医学科学院肿瘤医院充分发挥全国癌症预防引领作用，组织国内外相关领域专家共同编写了本书，旨在以漫画这种通俗易懂的形式，深入浅出地将当前权威的癌症病因科研发现转化为便于普通民众理解并接受的癌症预防知识。因此，本书适合所有想要了解癌症病因，并学习如何通过改变自身生活行为方式降低患癌风险的人群阅读。无论您是否属于患癌高危人群，亦无论您是否拥有医学背景知识，均可从本书中获得专业且实用的防癌信息。本书共设立 20 个篇章，从多个角度分别针对癌症一级预防中常见的问题进行专业剖析和生动解说，有助于读者对癌症的发生与发展形成较为系统的认知，消除对癌症的盲目恐惧，清楚地辨别生活中常见的致癌危险因素并积极采取主动预防措施规避致癌风险，从而提高广大人民群众的癌症预防知识知晓率，提升我国癌症一级预防水平，降低癌症发病率，为全面实现"健康中国"目标奠定坚实的基础。

张玉瑞

2021 年 11 月

目录

1 癌症是如何形成的？

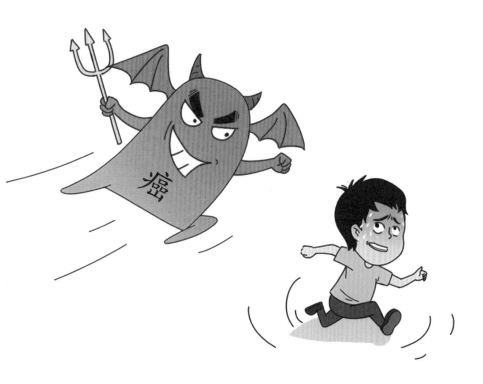

对于普通人来说，癌症，是一个可怕的字眼，甚至谈癌色变。

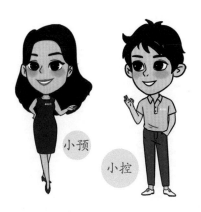

小预

小控

癌症，真的那么可怕吗？
本篇，由我们来跟大家聊聊
癌症形成的那些事儿。

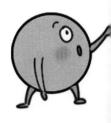

人体细胞通过分裂增殖，产生身体所需要的新细胞。

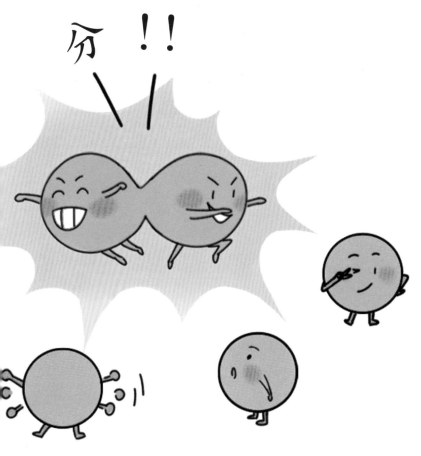

而当人体细胞变老或受损时，就会凋亡，这时便由新细胞取而代之。这种新老细胞更替是一个有序的过程。

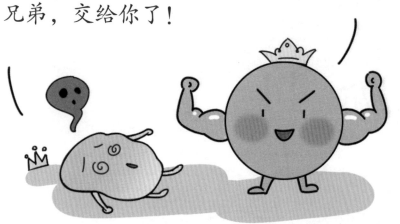

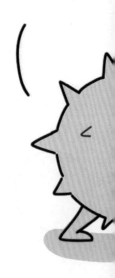

如果这个过程遭到了破坏，异常或受损的细胞不再凋亡，而是不停地分裂增殖，这些无序增殖的细胞就会形成肿瘤。

爆发吧！

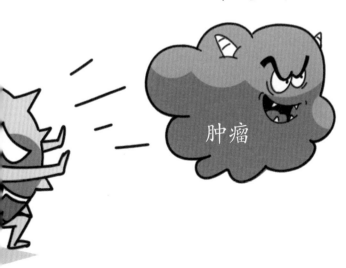

肿瘤

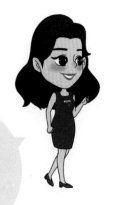
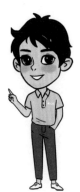

良性肿瘤细胞一般不会扩散或侵入周围组织。

对，只有恶性肿瘤细胞会扩散或侵入周围组织，也会通过淋巴或血液循环系统转移到远处组织或器官形成新的肿瘤。

哈哈哈，自由了！

即便是肿瘤，也要分情况讨论。
肿瘤分为良性和恶性。

只有恶性肿瘤，才被称为癌症，
而人体几乎任何部位都可能发
生癌症。

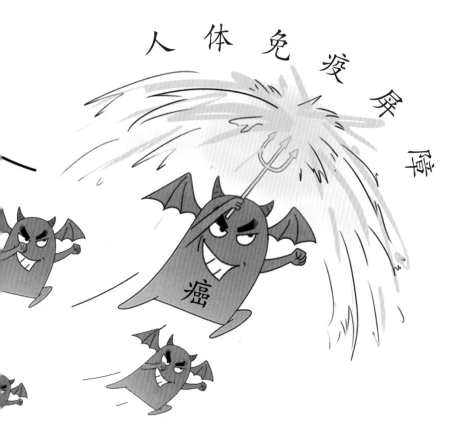

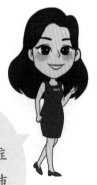
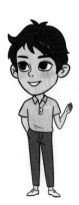

不同的癌症，通常以发生癌症的组织或器官命名。例如，肺癌起始于肺，肝癌起始于肝。

也可通过形成它们的细胞类型来命名，例如上皮细胞癌、鳞状细胞癌。

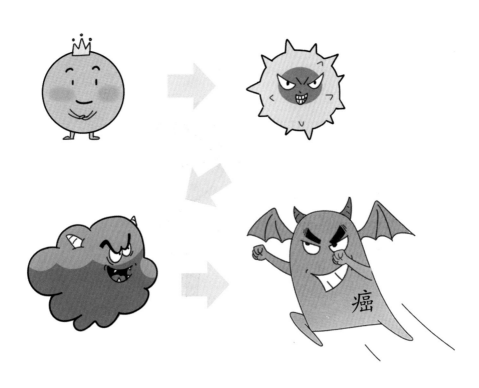

癌症的形成过程是怎样的呢?

癌症的形成是多年累积的慢性
过程。在癌症形成过程中，正
常细胞经过一系列改变，逐渐
成为癌细胞。

癌症形成过程的起始是肿瘤细胞的产生，是由细胞内遗传物质中某些控制细胞功能的基因发生改变（突变）导致的细胞异常增殖。

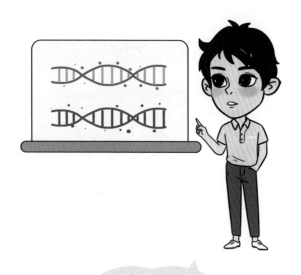

尤其是控制细胞生长和分裂的基因发生突变。

导致细胞产生基因突变的因素
太多了，常见的有：

父母的遗传

细胞分裂时
自发产生的错误

某些重金属、
化学物质

烟草

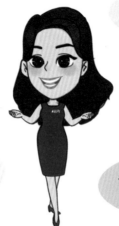

某些病毒、
细菌等微生物

紫外线、X 线等
其他物理辐射

不健康的生活方式

但是，不同的致癌物的毒性不同，人体的不同细胞对同一致癌物的敏感度也不同。先天遗传缺陷或后天基因突变都可能影响敏感度。

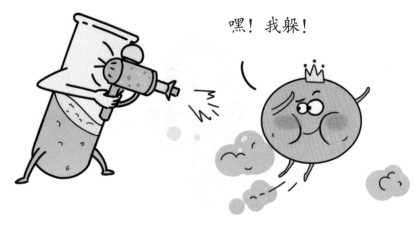

遇到致癌物，侥幸没得癌

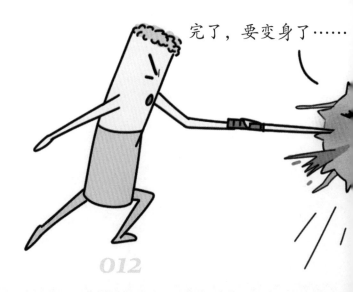

通常情况下，在产生基因突变的细胞完成癌变前，人体免疫系统会将其清除。

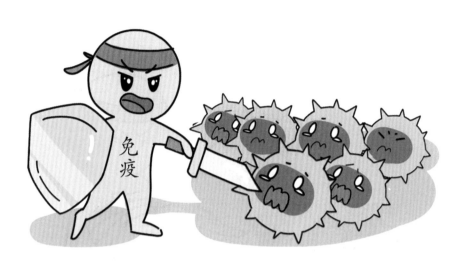

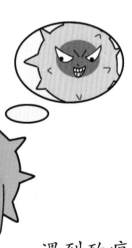

遇到致癌物，得了癌

如果人体免疫力下降，就可能
无法清除肿瘤细胞。还有一些
肿瘤细胞的基因突变，可使其
逃避免疫系统的识别和攻击。

快逃啊！

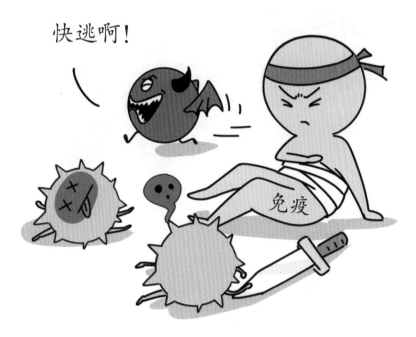

肿瘤细胞不断增殖，新的基因突变也继续产生。某些基因突变，甚至可能使肿瘤细胞更快增殖，或者是更容易逃避免疫系统的识别和攻击。

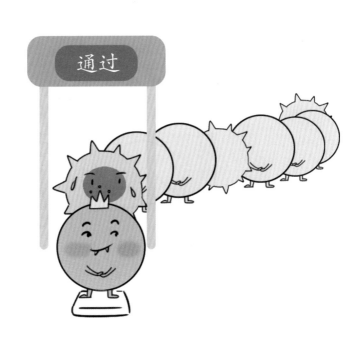

免疫识别

通过

在肿瘤的持续增长中，部分肿瘤细胞开始恶变，逐渐侵入周围组织，同时，还会通过淋巴或血液循环系统，转移到远处的组织或器官。

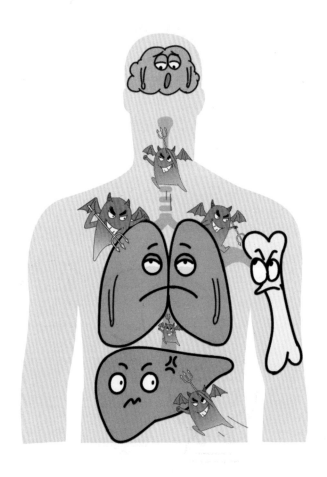

至此，恶变的肿瘤细胞不受
控制地增殖并扩散，便形成了
癌症！

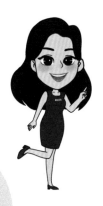
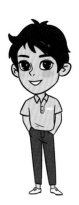

这就是癌症的
形成机制。

您明白了吗？

2

癌症可怕吗?

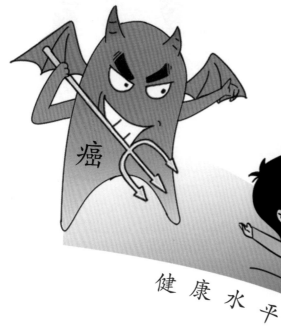

癌

健康水平

癌症,作为一种高死亡率的疾病,严重危害着人类的健康,是大多数国家死亡率数一数二的疾病。

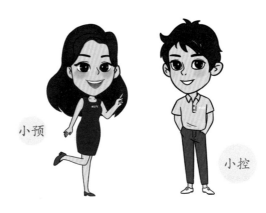

小预

小控

实际上，癌症的危险性受不同因素的影响而存在着巨大差异。比如不同癌种、癌症进展的不同阶段、患者的年龄及性别等因素不同，癌症危险性也不同。本篇，由我们来跟大家聊聊癌症究竟可怕吗？

举个例子

甲状腺癌
在女性癌症中的发病率已排在前五，但其病死率非常低，甲状腺癌患者的五年生存率几乎接近100%。相当一部分甲状腺癌患者的寿命并没有因患癌而大幅缩减。

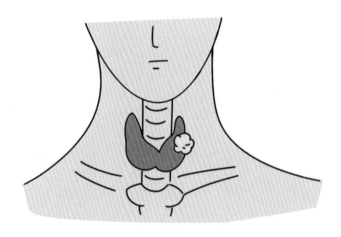

胰腺癌
发病率较低，但五年生存率却连 10% 都不到！

我的出现就是想
致人于死地！

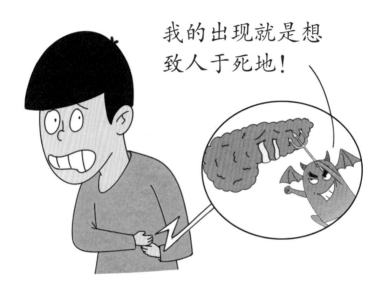

乳腺癌

只在乳腺局部发病的乳腺癌，接受治疗后患者的五年生存率可高达99%，但转移之后的乳腺癌，患者五年生存率则低于30%。

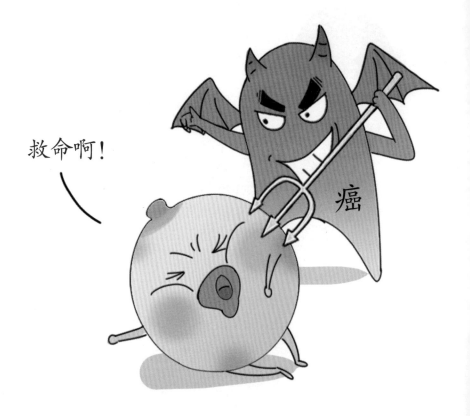

结直肠癌

局部无浸润的患者五年生存率高达90%，局部浸润的患者五年生存率也超过70%，而有转移的患者五年生存率则不到15%。

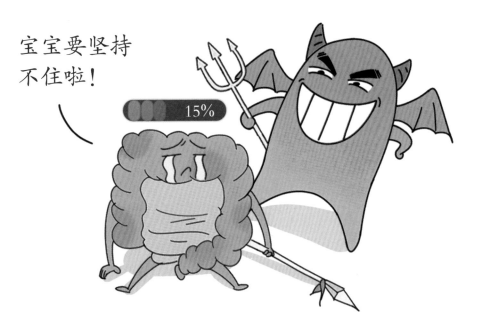

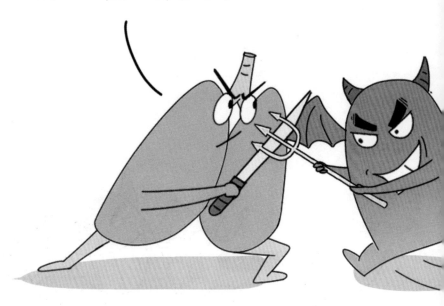

赶快行动，
别让"癌"转移了！

肺癌

没有转移的肺癌患者的五年生存率高达 63%，发生转移的肺癌患者五年生存率则仅为 5% 左右。

癌症的发生与发展是一个漫长而复杂的过程，早诊早治，是一种能非常有效地改善预后并提高生存率的措施。

我还只是个小癌魔哇！

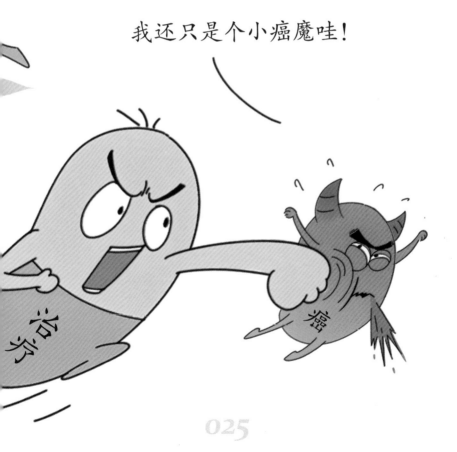

025

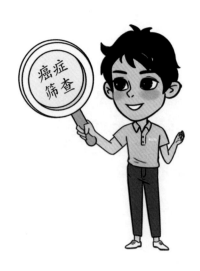

因此，高危人群需要做到定期体检，只要能尽早发现癌症，及早接受治疗，很多癌症患者的预后是非常理想的。

随着医疗技术的发展，癌症的治疗手段日新月异。

及时采取手术治疗、放射治疗、化学治疗、免疫治疗、靶向治疗等治疗手段，极大延长了癌症患者的生存时间。

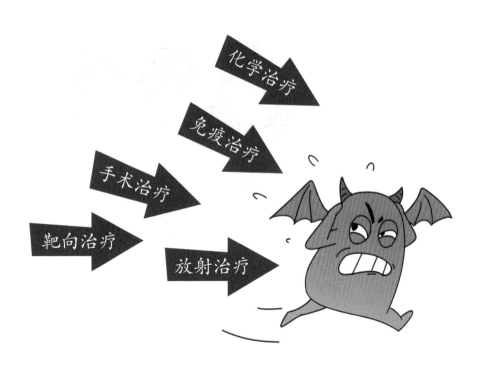

但是，不能只依赖医疗手段来治愈疾病。树立战胜癌症的信心、保持积极乐观的心态和健康的生活方式，都能改善许多癌症的预后效果，延长生存时间。

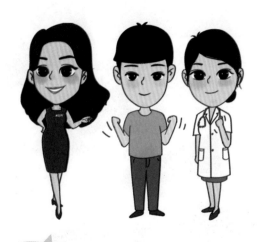

抗击癌症是医生和患者并肩作战的过程。

但是，患者与癌战斗，
过程漫长而痛苦！

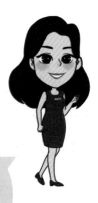
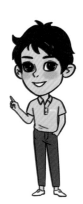

保持健康，远离癌症，
防癌才是上上之策！

因此，我们对癌症并非一无所知或无计可施。早期诊断能得到早期治疗，先进治疗手段能延长生命。

③

癌症
能预防吗?

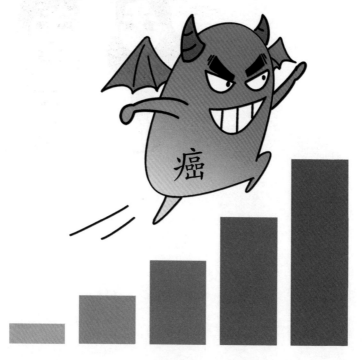

近十几年来，我国癌症的总体
发病率和死亡率呈现出逐年上
升的趋势。

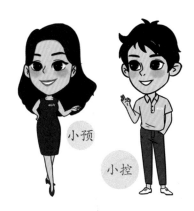

小预

小控

根据 2020 年统计数据估算，我国当年新发癌症病例超过 450 万，死亡病例超过 300 万。本篇，由我们来跟大家聊聊**癌症预防**的那些事儿。

科学研究证实，多数癌症是可以预防的。通常，正常细胞经多重基因突变形成癌细胞，进而产生癌症。

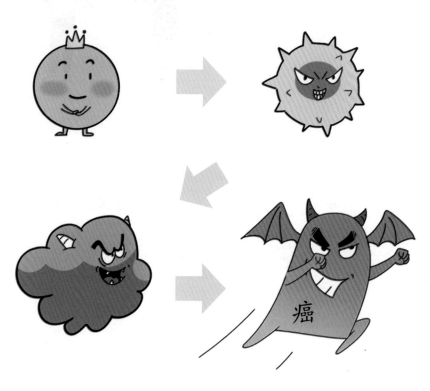

这些基因突变，大多都是由于
生活方式和环境暴露的影响，
或内外因相互作用而导致的。

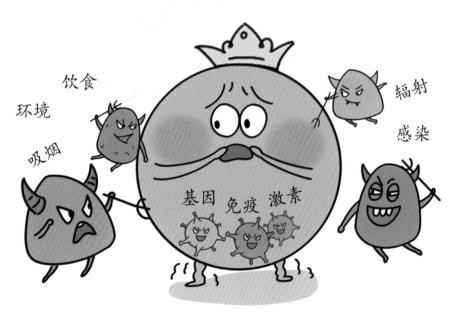

饮食

环境

吸烟

辐射

感染

基因　免疫　激素

总之，引起癌症的病因并不单一！除了内部因素，外部因素常常起到关键作用。

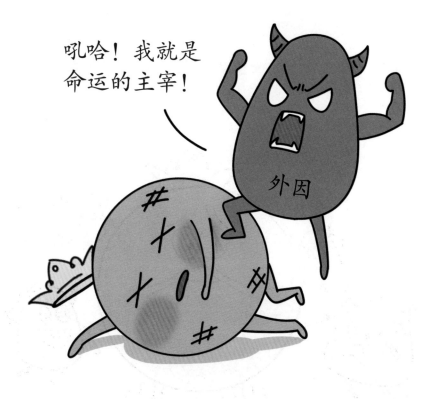

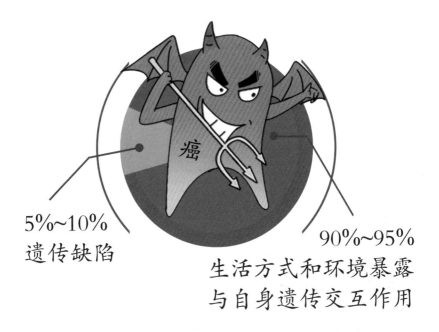

5%~10%
遗传缺陷

90%~95%
生活方式和环境暴露
与自身遗传交互作用

科学研究发现，5%~10% 的癌症仅由遗传缺陷造成，其余90%~95% 的癌症是由生活方式和环境暴露与自身遗传交互作用导致。

根据目前的科学研究结论，通过保持健康生活方式和避免暴露于环境中的风险因素，大约一半的癌症病例都是可以有效预防的！

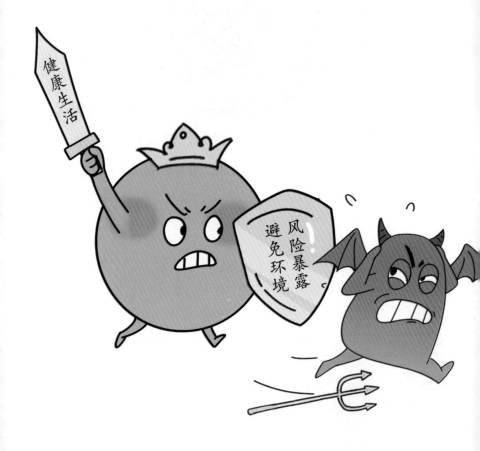

目前，已被世界卫生组织国际癌症研究机构确认的1类致癌物有121种，比如大家熟知的烟草、二手烟、酒精饮料、紫外线等。此外，被世界卫生组织国际癌症研究机构高度怀疑的致癌物（2A 类与 2B 类致癌物）共有 412 种，包括红肉、超过 65℃的热饮、生物质燃料燃烧产生的排放物以及某些环境污染物等。

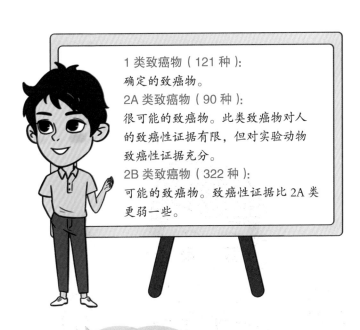

1 类致癌物（121 种）：
确定的致癌物。
2A 类致癌物（90 种）：
很可能的致癌物。此类致癌物对人的致癌性证据有限，但对实验动物致癌性证据充分。
2B 类致癌物（322 种）：
可能的致癌物。致癌性证据比 2A 类更弱一些。

这就是世界卫生组织国际癌症研究机构对不同类型致癌物的定义。

致癌因素纷繁复杂，同一种致癌风险因素对不同人的影响也存在差异，同时，癌症形成的过程长期而缓慢，因此，癌症预防是一个长期的综合的健康管理过程。

坚持
就是胜利!

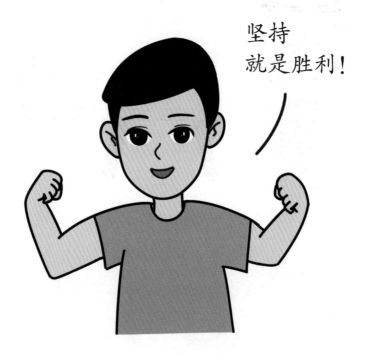

防癌，从何做起？不要担心，
知识就是力量！

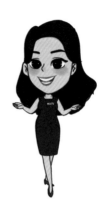

后续每篇都会为大家详解各种致癌
因素与癌症的关系，教大家如何规
避风险和预防癌症，请继续阅读哦。

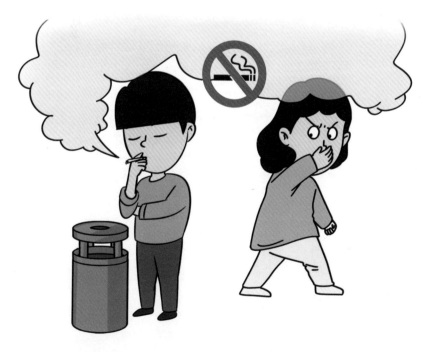

吸烟有害健康,并不是骇人听闻。

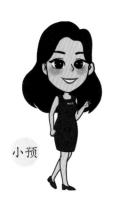
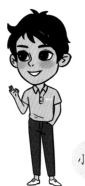

小预

小控

"吞云吐雾"给身体健康带来了极大的隐患。本篇，我们给大家讲讲吸烟与癌症的那些事儿。

数据显示：仅 2019 年，全球约 769 万人死于吸烟，我国由吸烟导致的死亡人数逐年增加，1990 年为 150 万，2019 年剧增至 240 万。

吸烟及二手烟严重危害着国人的健康。

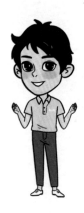

吸烟可以诱发癌症，也是导致死亡的主要原因之一。

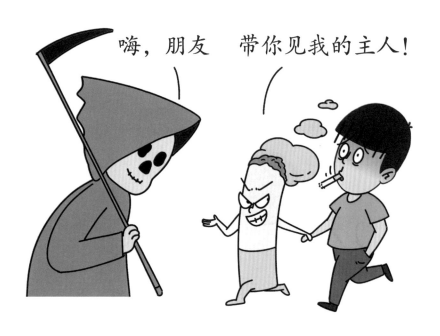

烟草和二手烟早已被世界卫生组织国际癌症研究机构认定为**1类致癌物**，它们会显著增加多种癌症的发病风险，如：口腔癌、鼻咽癌、喉癌、肺癌、食管癌、胃癌、结直肠癌、肝癌、胰腺癌、肾癌、膀胱癌、宫颈癌，以及急性髓系白血病等。

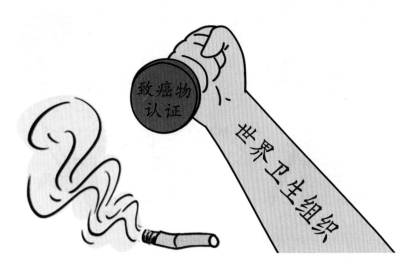

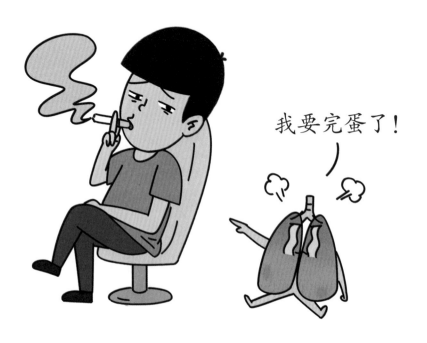

我要完蛋了！

其中，肺癌是我国居民中最常
见的癌症，也是导致死亡最多
的癌症。而大部分肺癌患者都
有吸烟史。

吸烟是如何导致癌症的呢？

吸烟时，烟草会释放数千种化学物质，其中约70种化学物质被世界卫生组织国际癌症研究机构确定为致癌物。

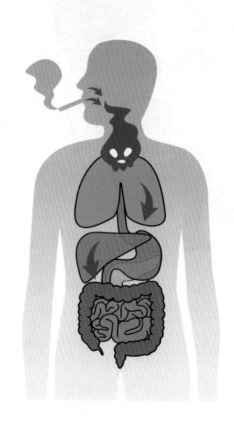

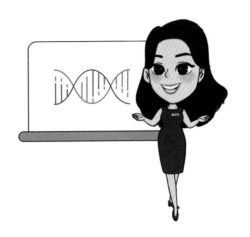

这些化学物质会损伤细胞内脱氧核糖核酸（DNA），导致细胞癌变。

此外，吸烟会降低人体的免疫力，使人体对其他致癌物的抵抗能力下降，从而使吸烟者更易患癌。

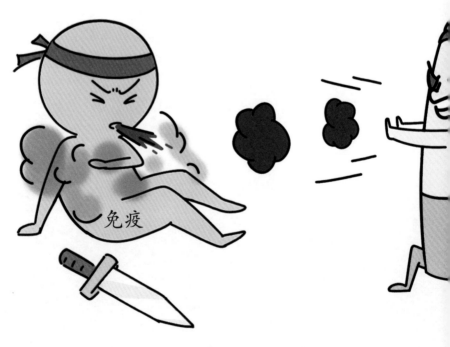

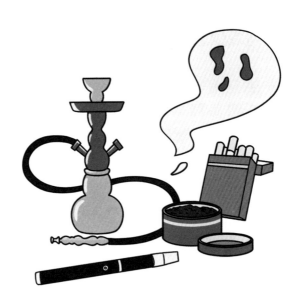

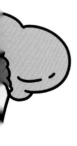

因此，只要是烟草相关的制品，都会危害健康。不论是香烟、水烟、电子烟，还是咀嚼烟草，都不是所谓的"安全产品"。同时，吸烟也没有"安全剂量"，偶尔吸一吸，也有危害您的健康的风险。

如何减少吸烟的危害呢?

方法只有一个:及时戒烟! 随
着戒烟年限的增加, 吸烟带来
的危害会逐渐降低。

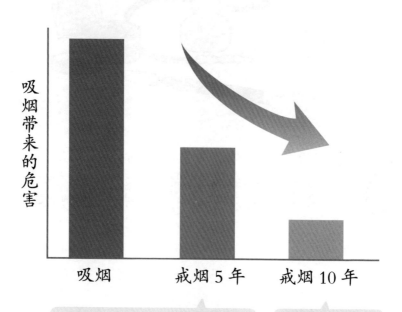

吸烟带来的危害

吸烟　　　　戒烟 5 年　　　　戒烟 10 年

口腔癌、喉癌、食管癌和膀
胱癌的发病风险下降一半

肺癌的发病风
险下降一半

当然，我们知道戒烟并不容易，因为尼古丁的成瘾性，会给戒烟者造成不同程度的痛苦。因此，很多戒烟者均以失败告终。

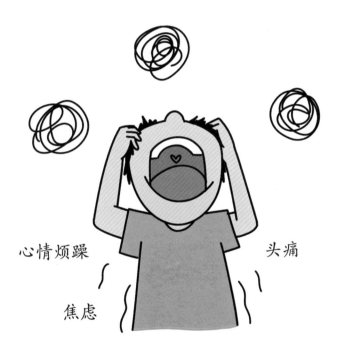

心情烦躁

头痛

焦虑

为帮助您缓解戒断症状，提高戒烟成功率，我们为您准备了6个小贴士。

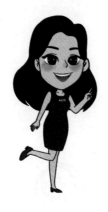

有需要的朋友可以根据实际情况酌情选用哟！

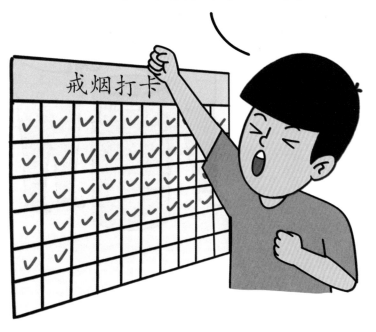

1. 不断提醒自己: 再坚持一下,
   不要前功尽弃! 统计数据显
   示, 戒断症状通常会持续几
   周。只要挺过这段时间, 戒
   断症状就会逐渐消失。

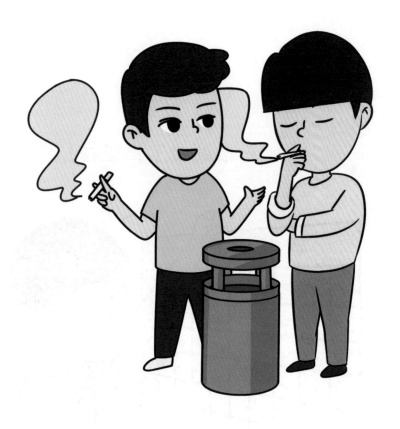

2. 丢掉家里的烟灰缸等所有跟
   烟有关的东西，尽量避免让
   自己身处吸烟环境中，同时，
   避免任何会联想到吸烟的环
   境或行为。

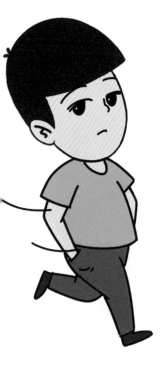

3. 转移自己的注意力。可以适当参加一些户外体育锻炼，如散步、慢跑等，也可以培养一些兴趣爱好，避免自己沉浸在烟瘾中。

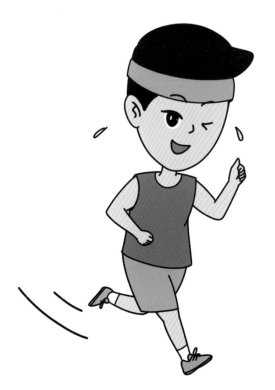

4. 寻找吸烟的替代品，如咀嚼苹果、口香糖等，别让嘴巴空着。

不能让嘴巴感到寂寞！

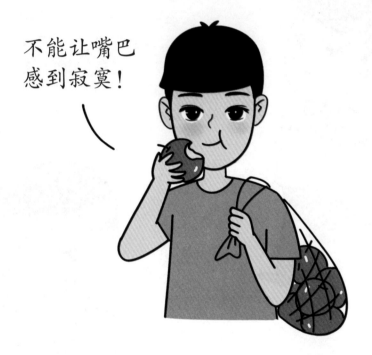

5. 尝试通过多次深呼吸帮助
   自己放松。

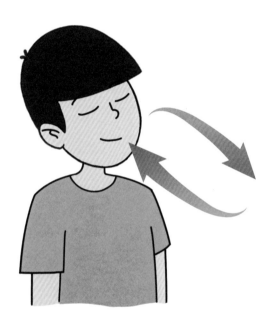

6. 如戒断症状特别严重，可遵循医嘱使用一些药物逐步戒烟。

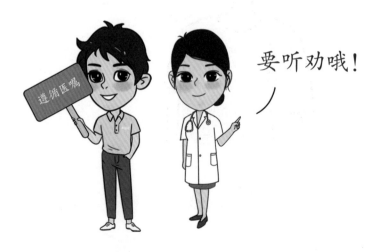

尽管戒烟很难，但是戒烟会给健康带来巨大的好处，这值得我们为之努力。您一定会成功的！

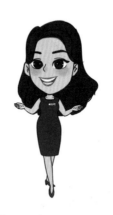

为了您和您亲友的健康，
请从现在就开始坚持努力戒烟！

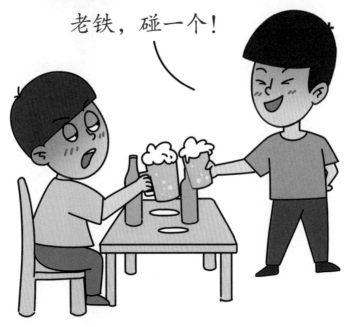

酒文化在我国源远流长，无论是亲友相聚、金榜题名，还是婚丧嫁娶，都少不了小酌两杯。酒，似乎已经成了现代社会的"必需品"。

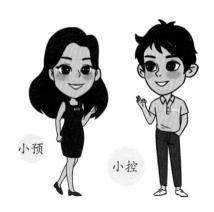

小预

小控

那么，你知道饮酒对健康有什么影响吗？饮酒是否会增加罹患癌症的风险？本篇，我们通过回答 4 个问题，给大家讲讲饮酒与癌症的那些事儿。

问题 1：饮酒与癌症有关吗？

研究表明，饮酒会增加多种癌症发生的风险,如肝癌、乳腺癌、结直肠癌、头颈部癌症、食管癌等。目前，世界卫生组织国际癌症研究机构将酒精饮料、酒中的乙醇（俗称酒精）及其代谢物乙醛确认为 1 类致癌物。

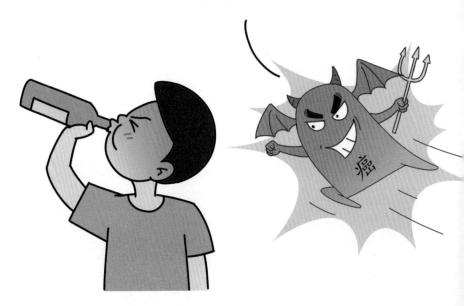

嘿！兄弟，再喝
让你看看我的厉害！

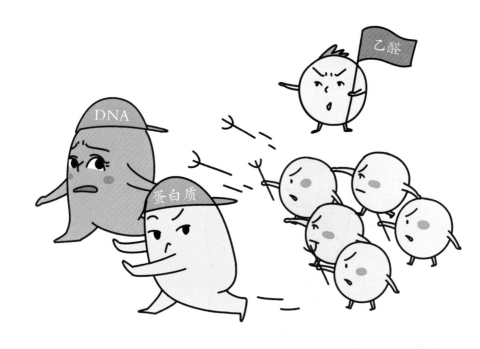

问题2:饮酒如何导致癌症的?

科学研究认为,饮酒致癌主要通过四种机制。第一种机制:酒的主要成分——乙醇(酒精),在代谢后产生乙醛,乙醛能损伤脱氧核糖核酸(DNA)和蛋白质。

第二种机制：酒在代谢过程中会产生活性氧，它能通过氧化反应损伤 DNA、蛋白质和脂类物质。

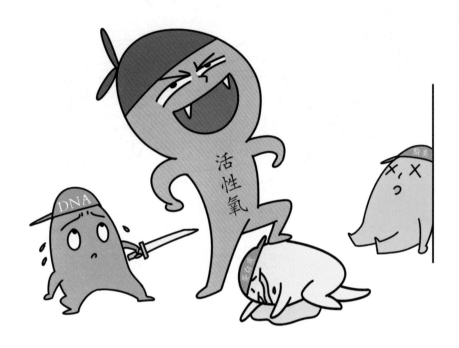

第三种机制：饮酒会减弱机体吸收多种营养素的能力，造成多种维生素缺乏，如维生素 A、B 族维生素(如叶酸)、维生素 C、维生素 D、维生素 E 缺乏等。

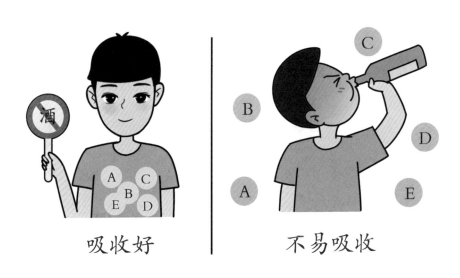

吸收好　　　　不易吸收

第四种机制：饮酒会提高体内的雌激素水平，从而增加女性乳腺癌的发病风险。

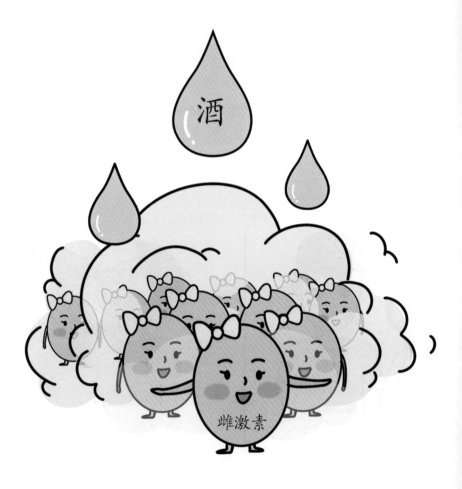

问题 3：饮酒致癌的作用一样吗?

由于不同的人代谢乙醇的能力不同，所以对于不同的人，酒的致癌作用大小也不一样。

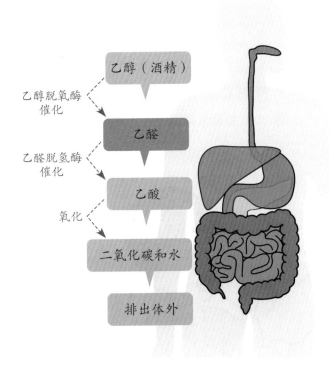

乙醇（酒精）

乙醇脱氧酶
催化

乙醛

乙醛脱氢酶
催化

乙酸

氧化

二氧化碳和水

排出体外

有些人体内的乙醇脱氢酶活性较强，能快速将乙醇转化为毒性更大的乙醛。然而，在接下来的环节中，有些人体内代谢乙醛的乙醛脱氢酶2（ALDH2）活性较低，无法及时代谢乙醛，就容易造成乙醛蓄积体内。这样的人如果大量饮酒，其患癌症，特别是头颈部癌症和食管癌的风险会大大增加。

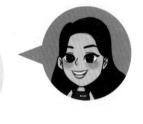

面部潮红是乙醛蓄积的主要表现。

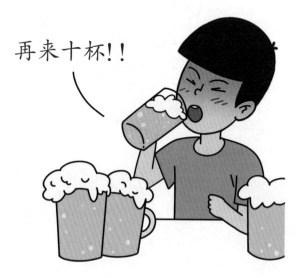

再来十杯！！

问题4:"红酒中有白藜芦醇,多喝红酒对身体好",这样说对吗?

根据目前的科学研究证据,还不能充分证明白藜芦醇有抗肿瘤效果。而且,白藜芦醇可以通过葡萄、蓝莓、花生等食物获得,通过喝红酒补充白藜芦醇是弊大于利。

红酒也不能多喝!

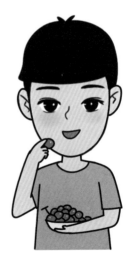

通过以上 4 个问题的回答，大家应该明白了饮酒与癌症的关系。我们在此呼吁：请尽早戒酒或至少尽量减少饮酒。

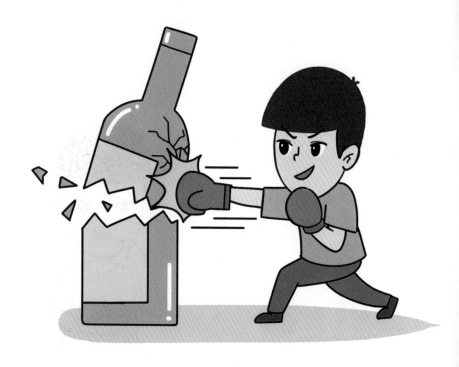

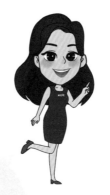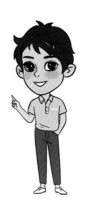

如果戒酒遇到困难，可以到正规医院寻求帮助。

医院会为您量身定制一个安全、健康的戒酒方案。

如果您是滴酒不沾的人，请以后也不要因为任何原因开始喝酒；如果您已有饮酒习惯，请尽快戒酒或尽量少饮酒。

为了拥有强健的体魄、健康的
生活方式，也为了尽可能远离
癌症，请远离酒精！

戒酒，就从看完这篇
开始吧！

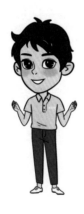

6

饮食和癌症的关系是什么？

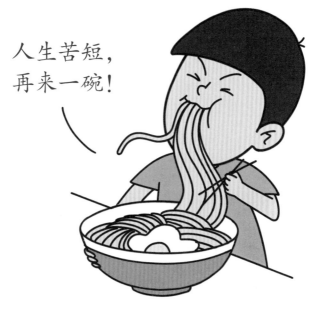

人生苦短，
再来一碗！

俗话说得好"人是铁，饭是钢，一顿不吃饿得慌"，食物是为机体提供能量和营养的最重要来源。

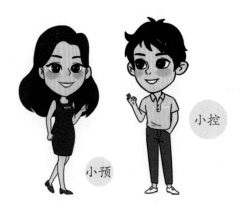

小预

小控

然而，自古以来也有"病从口入"的说法，不健康的饮食也会导致疾病，甚至是癌症。那么，哪些饮食容易使人患癌？哪些饮食因素与防癌有关？各种膳食结构与癌症有什么关系？下面我们将根据已有的科学证据为大家——解答。

首先，我们先来说说已被世界卫生组织国际癌症研究机构确认能致癌的饮食因素。

1. 腌制食品

   腌制食品中含有大量的盐，会损伤胃黏膜，从而增加胃黏膜上皮细胞增殖、突变以及幽门螺杆菌感染的概率；腌制食品中还含有亚硝酸盐，会在体内转化为有强致癌性的 N- 亚硝基化合物，增加患鼻咽癌和胃癌的风险。

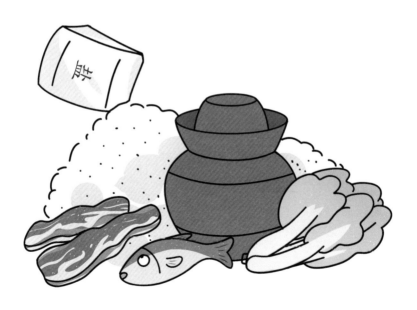

2. 发霉食品

某些发霉食品（如发霉的谷物、坚果和果干等）含有黄曲霉毒素，具有极强的致癌性，会增加罹患肝癌的风险。

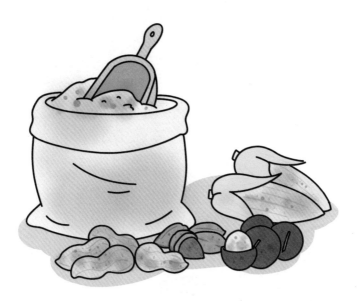

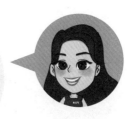

发霉食物吃不得哟！

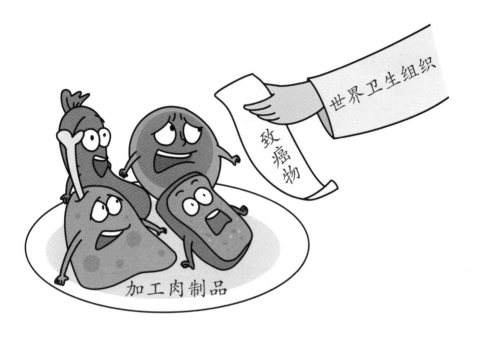

3. 加工肉制品

与腌制食品类似，加工肉制品中含有的硝酸盐和亚硝酸盐，也会在体内转化为可致癌的 N- 亚硝基化合物，经常食用会增加结直肠癌的患病风险。

说完已被确认的致癌物，我们再来说说很有可能会致癌的饮食因素。首先是红肉，红肉已被世界卫生组织国际癌症研究机构定为可能致癌物，红肉中含有的血红素铁，会增加 N- 亚硝基化合物在体内的合成，对肠道上皮也有细胞毒性作用。

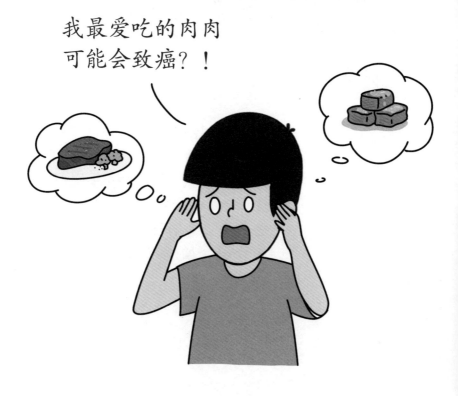

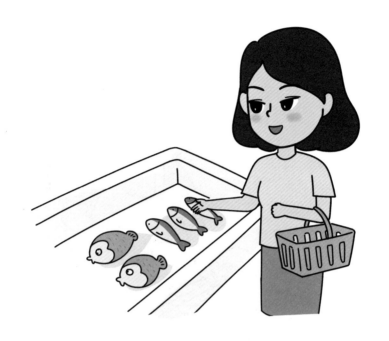

红肉包括猪肉、牛肉、羊肉、马肉、驴肉等，因此，我们应该注意日常饮食的多样化，建议选择用白肉（如鸡、鸭、鱼等）代替部分红肉。

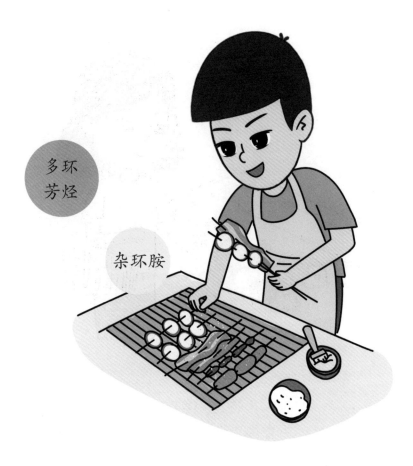

多环
芳烃

杂环胺

其次，煎、烤或油炸肉类时，会产生杂环胺类和多环芳烃类化合物，经常摄入会增加结直肠癌等癌症的风险。

最后，经常食用超过 65℃的饮
食，会损伤食管上皮细胞，很
可能增加患食管癌的风险。因
此，建议大家吃东西时一定要
晾凉一点儿再入口。

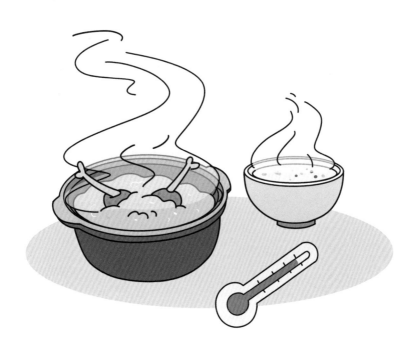

致癌和可能致癌的饮食因素说完了，下面再跟大家说说与**防癌有关的饮食因素**。研究发现，膳食纤维可以促进胃肠道蠕动、刺激消化腺分泌、调节肠道微生物菌群，有助于降低结直肠癌的发病风险。此外，牛奶中富含的钙和维生素 D 也能够降低罹患结直肠癌的风险。

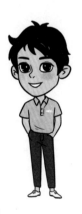

特别是谷类和全麦食物里的膳食纤维，具有预防结直肠癌的作用。

也有科学研究提示，多吃蔬菜和水果可以降低口咽癌、胃癌、肺癌、乳腺癌等多种癌症的发病风险；大豆异黄酮和膳食纤维能降低乳腺癌的发病风险；而番茄红素和大豆异黄酮能降低前列腺癌的发病风险。

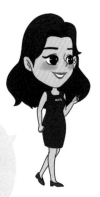
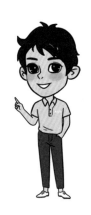

这些与防癌有关的饮食因素仍需更多科学研究证实。

以上，是与癌症有关的饮食因素，大家要理性看待，理性防癌！

近年来，随着国民生活水平的提高，人们已经不满足于吃饱穿暖，而是更加关注"吃什么"和"怎么吃"的问题，如此，衍生出了一些或健康或时尚的膳食结构，接下来，我们就说说膳食结构与癌症有什么关系。

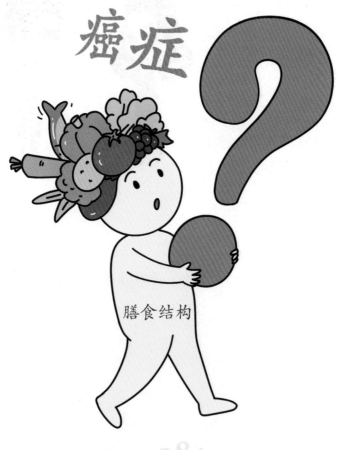

1. 中国居民平衡膳食宝塔

这是根据《中国居民膳食指南》，并结合中国居民的膳食结构特点设计制定的。在我国居民中进行的流行病学研究发现，依从中国居民平衡膳食宝塔的建议进行饮食可以降低结直肠癌发病风险。

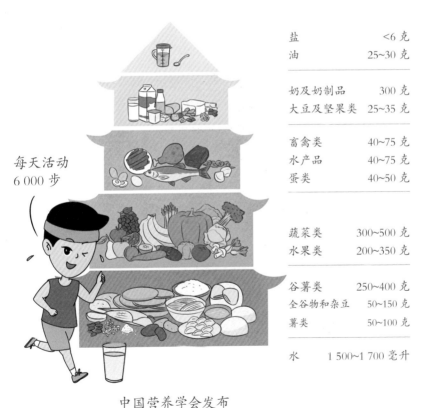

盐	<6 克
油	25~30 克
奶及奶制品	300 克
大豆及坚果类	25~35 克
畜禽类	40~75 克
水产品	40~75 克
蛋类	40~50 克
蔬菜类	300~500 克
水果类	200~350 克
谷薯类	250~400 克
全谷物和杂豆	50~150 克
薯类	50~100 克
水	1 500~1 700 毫升

每天活动 6 000 步

中国营养学会发布

2. 西方膳食结构

以红肉、加工肉制品、含糖饮料和精制碳水化合物为主。该膳食结构中糖类、蛋白质和脂肪摄入量过高，但谷物、蔬菜和水果摄入量过少，这可能增加胰腺癌、结直肠癌、卵巢癌等癌症的发病风险。

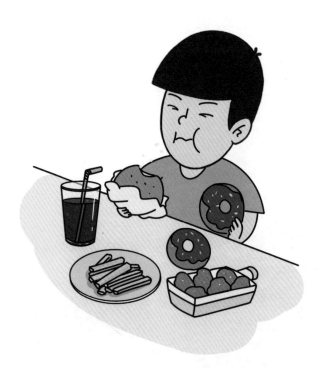

3. DASH 饮食（"得舒"饮食）

富含蔬菜、水果和全谷物，提倡食用低脂奶制品、家禽、鱼、瘦肉、豆类和坚果，少吃盐。该膳食结构最初被用于预防和控制高血压。最近的科学研究发现，DASH 饮食还可能降低结直肠癌的发病风险。

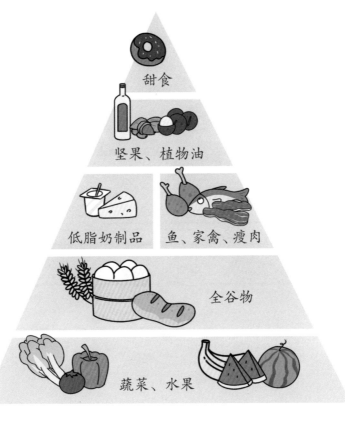

甜食

坚果、植物油

低脂奶制品　　鱼、家禽、瘦肉

全谷物

蔬菜、水果

4. 地中海饮食

该饮食是以蔬菜、水果、谷物、豆类和坚果为主，强调适量摄入鱼、橄榄油和红酒，限制红肉、加工肉制品和奶制品的摄入。该饮食可以降低患胃癌、胰腺癌、乳腺癌和前列腺癌的风险。但地中海饮食认为适量饮酒有益健康，奶类对健康无益，这一点存在争议。

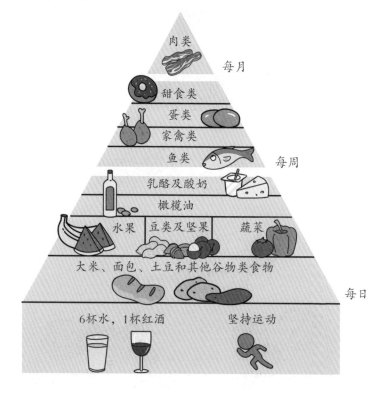

肉类
每月
甜食类
蛋类
家禽类
鱼类
每周
乳酪及酸奶
橄榄油
水果　豆类及坚果　蔬菜
大米、面包、土豆和其他谷物类食物
每日
6杯水，1杯红酒　坚持运动

饮酒已被世界卫生组织国际癌症研究机构确认为可以致癌，因此，即便"适量"饮酒也是弊大于利；另外，有科学证据显示奶及奶制品可以降低结直肠癌发病率，所以医学界主流观点认为适量食用奶及奶制品对健康有益。

适量食用奶及奶制品
对身体好哦！

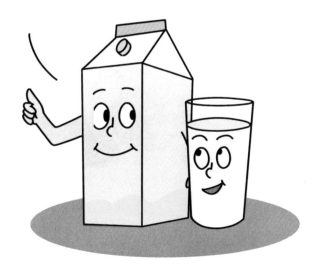

5. 素食／纯素饮食

人们普遍认为日常饮食中少吃肉，多吃蔬菜、水果、全谷物和各种豆类，有助于预防癌症。但科学研究并未证实完全杜绝肉类的素食饮食和纯素饮食可以预防癌症。

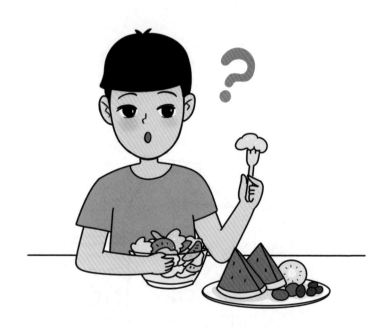

6. 低碳饮食

该饮食主要是限制碳水化合物的摄入，增加脂肪和蛋白质摄入。低碳饮食一般指碳水化合物含量不超过 20% 的饮食，但目前还没有统一的有关低碳饮食的定义。有两种较为常见的低碳饮食，一种是低碳水化合物高蛋白饮食；另一种是低碳水化合物高脂肪饮食，即生酮饮食（含 4%~5% 的碳水化合物）。生酮饮食是限制碳水化合物最严格的饮食之一，但这种饮食主要用于医疗，需要在医生的监督指导下进行。

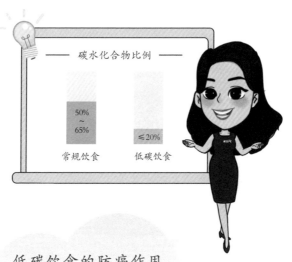

低碳饮食的防癌作用不明确，还需要进一步在人群中研究。

综上，饮食对癌症的发病风险
有着极其复杂的影响。因此，
我们建议大家形成健康的饮食
习惯和膳食结构，远离癌症。

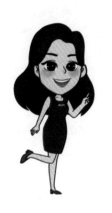
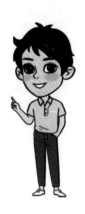

管理好您的饮食，拥抱健康，
从这篇开始吧！

7

膳食营养补充剂
能防癌吗?

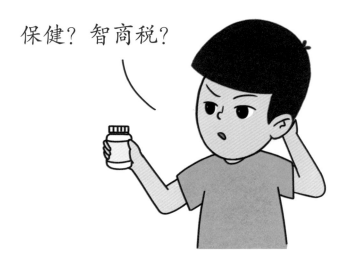

保健? 智商税?

提起膳食营养补充剂，每个人
都有各自不同的看法！

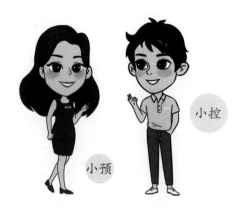

小预

小控

到底应该怎样看待膳食营养补充剂，它们是否能够预防癌症？本篇，我们就给大家讲讲各种膳食营养补充剂与癌症之间是否存在关系。

什么是膳食营养补充剂?

膳食营养补充剂是指以维生素、矿物质及动植物提取物等为主要原料,作为日常饮食的一种辅助手段,用以补充人体必需的营养素和生物活性物质的食品,通常有片剂、胶囊、液体或粉末等剂型。

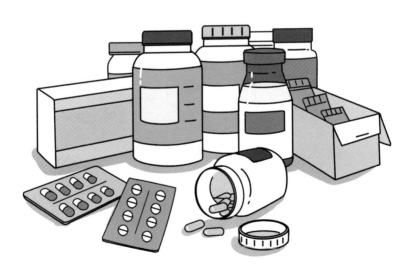

有针对性地适量服用膳食营养补充剂，有助于弥补我们在日常饮食中可能的营养素摄入不足，但膳食营养补充剂不能取代均衡多样的日常饮食，此外，不当服用还可能危害健康，甚至危及生命。

过犹不及，要合理服用哦！

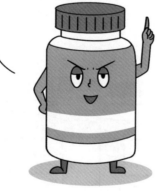

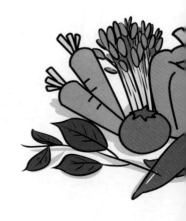

膳食营养补充剂应该怎么吃?

一、维生素

1. 维生素 A

   是一种具有视黄醇生物活性的脂溶性维生素。很多动物性食物含维生素 A，植物性食物含 β 胡萝卜素，在体内消化吸收后可转化成维生素 A。

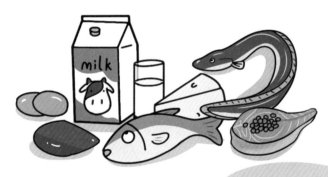

维生素A

海藻

β胡萝卜素
（维生素A的前体）

目前，维生素 A 补充剂是否可以预防癌症尚不明确。但吸烟人群长期过量补充维生素 A 的前体 β 胡萝卜素反而可能增加罹患肺癌的风险。

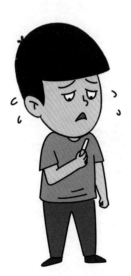

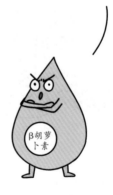

既然你那么爱吸烟，为了避免增加你得肺癌的风险，以后咱们还是不要频繁见面了！

β胡萝卜素

- 推荐摄入量

  成年男性：每天 800 微克视黄醇活性当量

  成年女性：每天 700 微克视黄醇活性当量

2. B族维生素

① 维生素 B_1：又称硫胺素，富含维生素 B_1 的食物有：全谷物、肉类（如猪肉）和鱼类。乳制品和大多数水果中也含有少量维生素 B_1，目前尚未发现维生素 B_1 和癌症相关的证据。

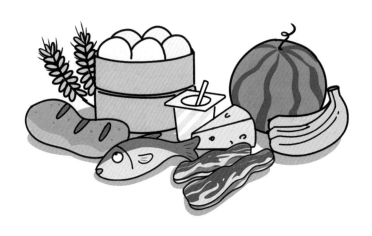

● 推荐摄入量

成年男性：每天 1.4 毫克

成年女性：每天 1.2 毫克

② 维生素 B_2：又称核黄素，富含维生素 B_2 的食物有：蛋类、动物内脏（如肝脏、肾脏）、瘦肉、奶类和绿色蔬菜等。维生素 B_2 在理论上有助于预防多种致癌物导致的脱氧核糖核酸（DNA）损伤，但目前的人群科学研究还未能证实其能预防癌症。

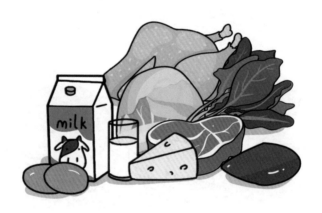

- 推荐摄入量
  成年男性：每天 1.4 毫克
  成年女性：每天 1.2 毫克

③ 烟酸：曾称维生素 B_3。富含烟酸的食物为动物性食物（如家禽、牛肉和鱼肉）。植物性食物如坚果、豆类等也含有一定量的烟酸。烟酸有调节血脂的作用，但还未发现其与癌症的关联。

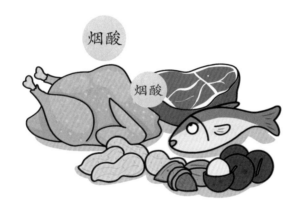

- 推荐摄入量
  成年男性：每天 13~15毫克烟酸当量
  成年女性：每天 10~12毫克烟酸当量

④ 泛酸：曾称维生素 B_5，富含泛酸的食物有：牛肉、鸡肉、动物内脏、全谷物等。泛酸也有降血脂的作用，但并未发现其与癌症有关。

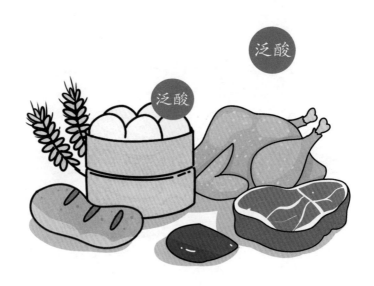

- 成年人泛酸的适宜摄入量是每天 5 毫克

⑤ 维生素 B_6：富含维生素 B_6 的食物有鱼类、牛肝及其他动物内脏，土豆及其他淀粉类蔬菜、水果（柑橘类除外）等。目前科学证据仍不足以证明维生素 B_6 能够预防癌症。

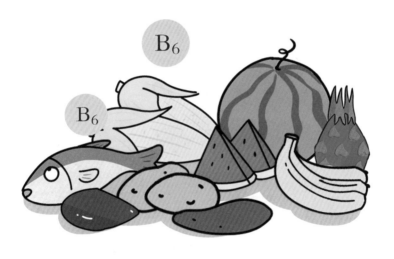

- 成年人维生素 B_6 的推荐摄入量是每天 1.4~1.6 毫克

⑥ 生物素：又称维生素 H 或维生素 B$_7$，富含生物素的食物有：动物内脏、蛋类、鱼类、肉类、种子、坚果及部分蔬菜（如红薯）。目前尚未发现生物素和癌症的关系。

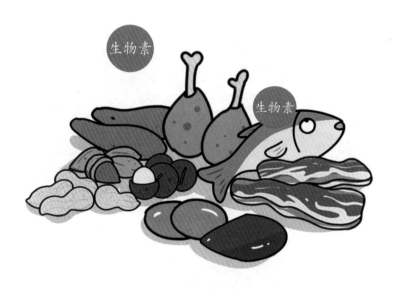

● 成年人生物素的适宜摄入量是每天 40 毫克

⑦ 叶酸：又称维生素 B_9，富含叶酸的食物有：蔬菜（如菠菜、芦笋、抱子甘蓝等）、水果、坚果、豆类、海产品、蛋类、奶制品、动物肝脏、肉类、禽类和谷物等。

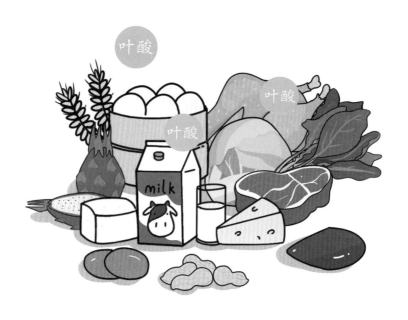

- 成年人叶酸的推荐摄入量是每天 400 微克膳食叶酸当量

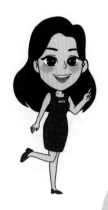

多食无益，适量最好！

流行病学研究显示，在**癌前病变产生之前**，适量的叶酸可以起到抑制癌症发生的作用；但在**癌前病变产生后**，高剂量叶酸反而可能会加速癌症的发展。

⑧ 维生素 B_{12}: 富含维生素 B_{12} 的食物有鱼类、肉类、禽类、蛋类和乳制品。维生素 B_{12} 和癌症的关系目前尚不清楚。

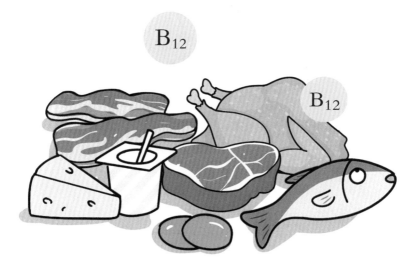

● 成年人维生素 B_{12} 的推荐摄入量是每天 2.4 微克

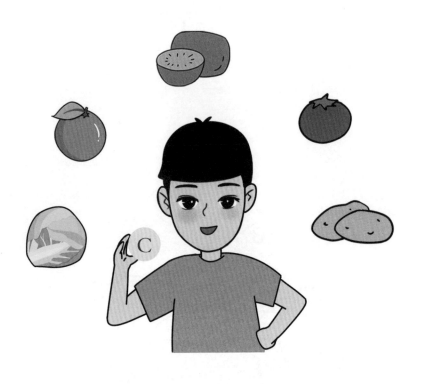

3. 维生素 C，也被称为抗坏血酸
   人体内无法合成维生素 C，
   因此，必须通过食物进行补
   充。对于成年人，每天推荐
   摄入 100 毫克维生素 C。

某些研究发现，摄入富含维生素C的蔬菜和水果可以降低肺癌、乳腺癌、结直肠癌、胃癌、口腔癌、咽喉癌和食管癌等癌症的发病风险，但额外补充维生素C是否能预防癌症尚未得到证实。

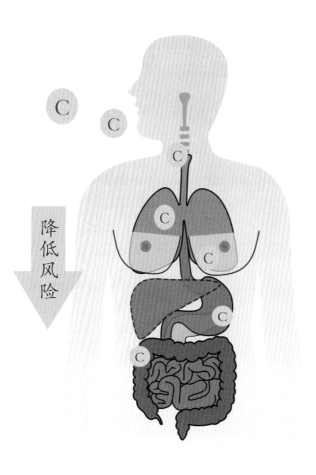

降低风险

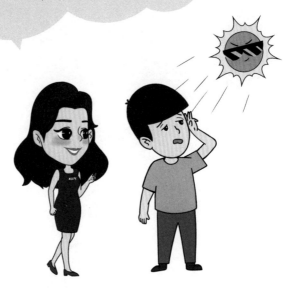

维生素 D 除了膳食补充，还可以通过阳光照射触发内源性合成，但也要避免长时间强紫外线直晒哦！

4. 维生素 D

含有维生素 D 的食物：富含油脂的鱼类，如鳟鱼、鲑鱼、青花鱼和金枪鱼等。此外，鱼肝油、牛肝、蛋黄和奶酪等也含有维生素 D。成年人维生素 D 的推荐摄入量是每天 10~15 微克。目前为止，还未能证实维生素 D 是否可以预防癌症。

5. 维生素E

坚果、种子和植物油是维生素E的最佳来源。另外，绿叶蔬菜中也含有大量维生素E。成年人适宜每天摄入14毫克 α- 生育酚当量的维生素E。但是需要注意：每天大剂量补充维生素E，可能增加罹患前列腺癌的风险。

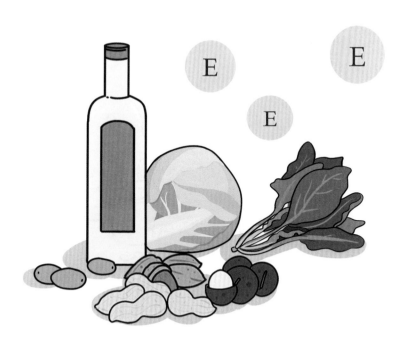

6. 维生素 K

富含维生素 K 的食物有绿叶蔬菜、部分水果、植物油、肉类、蛋类、乳制品、纳豆、奶酪等。目前未发现维生素 K 与癌症有关。

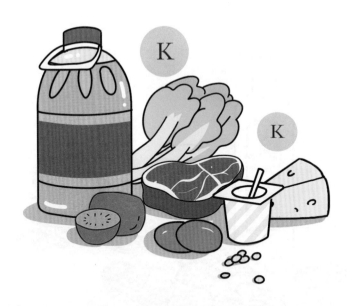

- 成年人维生素 K 的适宜摄入量是每天 80 微克

二、常量元素

1. 钙

   钙是人体内含量最高的矿物质，富含钙的食物有牛奶、酸奶和奶酪等奶制品，沙丁鱼罐头、鲑鱼罐头以及部分蔬菜（如羽衣甘蓝、花椰菜和大白菜），科学研究显示钙元素可能有助于降低结直肠癌的发病风险。

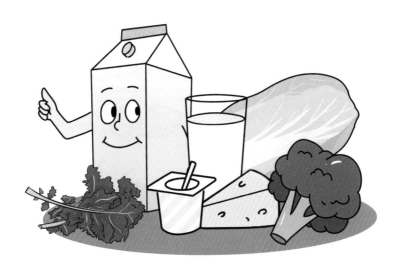

● 成年人钙的推荐摄入量是每天 800~1 000 毫克

2. 磷

富含磷的食物有乳制品、肉类、禽类、鱼类、蛋类、豆类、坚果、蔬菜和谷物。目前尚未发现磷与癌症的关系。

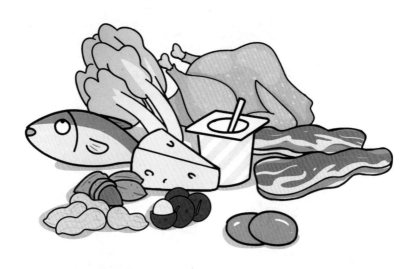

- 成年人磷的推荐摄入量是每天 670~720 毫克

3. 钾

   富含钾的食物有部分豆类以及土豆、肉类、禽类、鱼类、牛奶、酸奶和坚果等。钾与癌症的关系尚不明确。

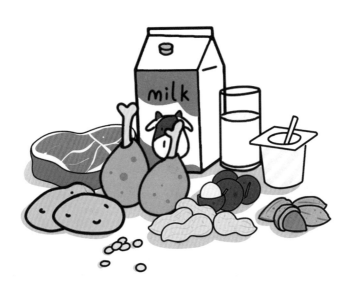

● 成年人钾的适宜摄入量是每天 2 000 毫克

三、微量元素

1. 铁

膳食中的铁主要有血红素铁和非血红素铁两种形式，其中，血红素铁更易被人体吸收利用。富含血红素铁的食物有瘦肉和海产品；富含非血红素铁的食物有坚果、豆类和蔬菜。尚未发现铁有预防癌症的作用。

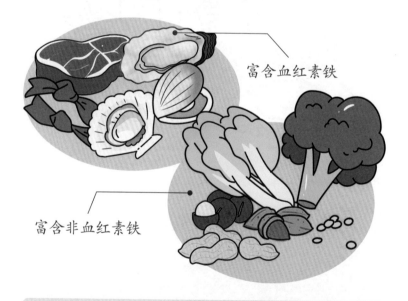

富含血红素铁

富含非血红素铁

- 成年人铁的推荐摄入量是每天 12 毫克
  绝经期前的成年女性铁的推荐摄入量是每天 20 毫克

2. 碘

富含碘的食物有海带及海藻、鱼类和蛋类、食用碘盐等。目前的科学研究证实，在接触核辐射时，碘缺乏者罹患甲状腺癌的风险较不缺碘者大大增高。但是，碘与其他癌症的关系尚不明确。

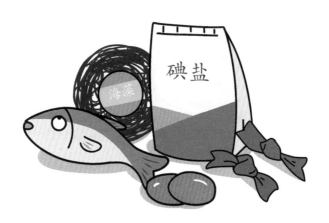

- 成年人碘的推荐摄入量是每天 120 微克

3. 锌

人体无法储存锌，因此需要每天摄入以维持正常的生理活动。富含锌的食物有牡蛎、螃蟹、龙虾、红肉、禽类、豆类、坚果和乳制品等。目前尚未发现锌可以预防癌症。

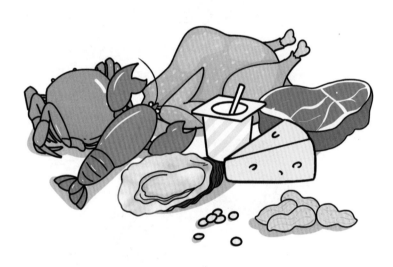

- 推荐摄入量

  成年男性：每天 12.5 毫克

  成年女性：每天 7.5 毫克

4. 硒

富含硒的食物有海产品、动物内脏、巴西栗、瘦肉、禽类、蛋类、乳制品、谷物等。目前关于硒是否可以预防癌症的科学证据仍不充分。

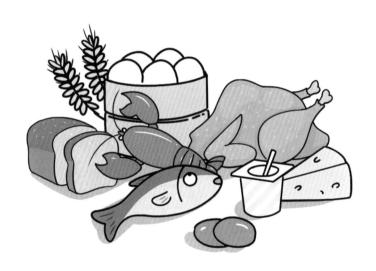

● 成年人硒的推荐摄入量是每天 60 微克

5. 铜

富含铜的食物有贝类、动物
内脏、坚果、种子类食物（如
葵花籽、南瓜子、芝麻、奇
亚籽、亚麻籽等）、全谷物
等，目前并未发现铜与癌症
的关联。

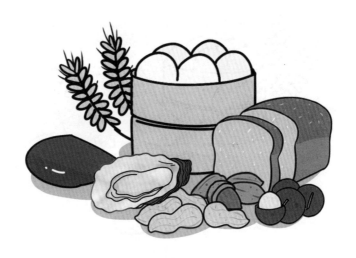

- 成年人铜的推荐摄入量是每天 0.8 毫克

6. 钼

钼在豆类中含量最丰富，全谷物、坚果和牛肝中也含有大量的钼。目前的科学研究没有发现钼与癌症有关。

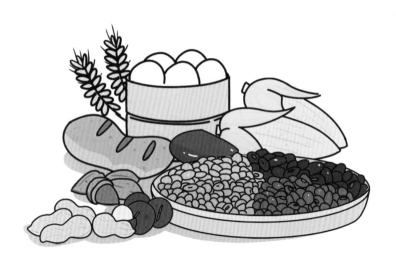

- 成年人钼的推荐摄入量是每天 100 微克

7. 铬

通常有三价和六价两种形式：
① 三价铬：是人体必需的微量
元素，富含三价铬的食物有：
肉类、谷物、水果、蔬菜、坚果、
啤酒和葡萄酒等。

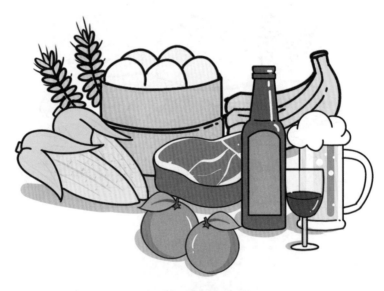

• 饮酒有害健康

② 六价铬：世界卫生组织国际癌症研究机构确定的 1 类致癌物，近期的科学研究发现，部分三价铬在体内会经氧化反应生成六价铬。因此，**长期大量服用含铬的膳食营养补充剂可能增加患癌风险。**

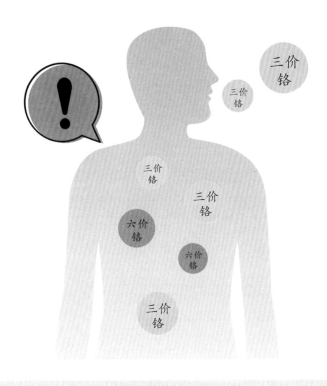

• 成年人铬的适宜摄入量是每天 30 微克

总结起来就是，如果日常饮食能够满足我们每日所需营养，那么，额外服用的膳食营养补充剂就并不能帮助我们预防癌症。相反，长期过量补充某些营养素甚至会增加我们罹患某些癌症的风险。

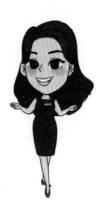

适度补充，过犹不及！

因此，只要我们保持健康多样化的饮食习惯，一般不需要额外补充营养素。如果确实需要补充，请一定遵循医嘱，按照医生为您量身定制的个体化方案，科学合理地补充身体缺乏的营养素。

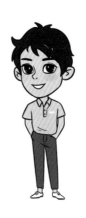

本篇介绍的各种营养素，您记住了吗？

8

茶和咖啡与癌症有关系吗?

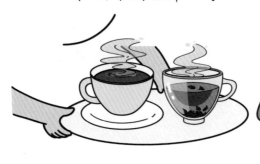

早安，打工人。
来杯提提神吧!

茶和咖啡，可以说是全世界最畅销的饮品了，当感到困乏时，无论是泡一杯清茶，还是煮一杯咖啡，都能达到清醒提神的功效。

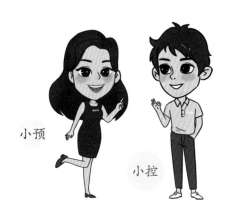

小预

小控

如果您是茶或咖啡的爱好者，您会不会有以下困惑：经常喝茶或者咖啡对健康有影响吗？下面，我们就来为大家一一答疑解惑。

先来说说茶，茶中含有多酚、生物碱、碳水化合物、蛋白质、叶绿素等多种成分，其中，多酚是一大类植物化学物质的统称，包括儿茶素、茶黄素、茶红素等。

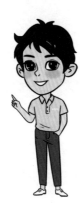

茶中多酚的种类及浓度取决于茶的种类、茶叶使用量、冲泡时长及水温。

有细胞研究显示：

1. 茶多酚能够抑制肿瘤细胞增殖，并诱发肿瘤细胞自主性死亡；
2. 茶多酚可以清除自由基，保护细胞内的脱氧核糖核酸（DNA）免受活性氧破坏；
3. 茶多酚可以防止紫外线辐射造成的损伤，提高免疫功能。

没错，感受到
我的神秘力量了吗？

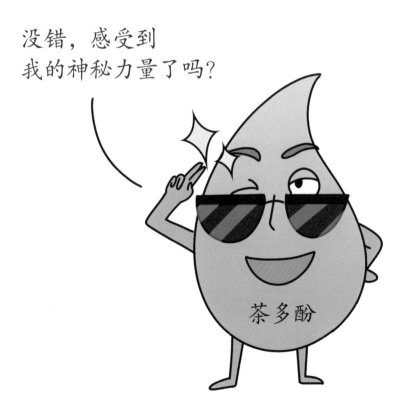

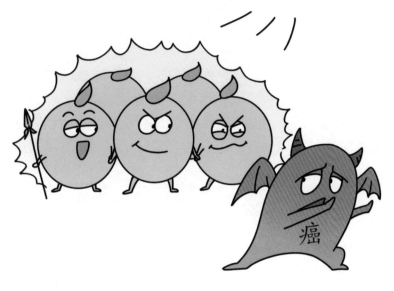

有动物实验发现：
茶多酚能够抑制多个部位肿瘤的形成，包括肺、口腔、食管、胃、肠、肝、胰腺、皮肤和乳腺等。而儿茶素，也显示出抑制肿瘤血管生成、减少肿瘤细胞侵犯周围组织的功效。

但是人体内环境更为复杂，细胞和动物实验的结果不能完全反映茶对人体的作用，目前基于人群的流行病学和临床研究，尚未完全证实喝茶可以降低罹患癌症的风险。

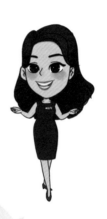

因此，还没有证实
茶和癌症有明确关联。

再来说说咖啡，近几十年来，科学家也进行了大量研究，试图探索咖啡和癌症的关系。

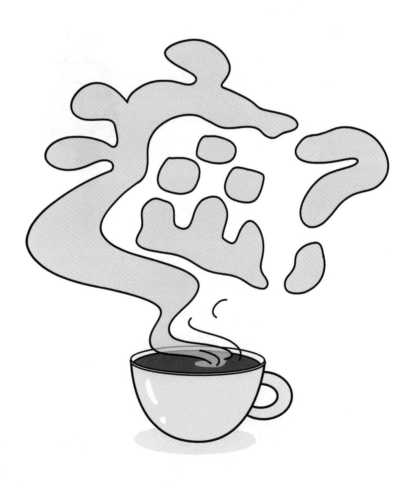

首先，**喝咖啡是否增加患癌风险呢**？我们知道，咖啡中含有少量的"丙烯酰胺"，该物质被世界卫生组织国际癌症研究机构认为可能对人类致癌，但是，咖啡中丙烯酰胺的含量较低，目前也缺乏饮食中丙烯酰胺致癌的人群流行病学证据。因此，不能下结论说喝咖啡会增加患癌症的风险。

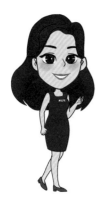

咖啡致癌的说法不靠谱！

其次，喝咖啡能够预防癌症吗？咖啡经烘焙后含有多种生物活性物质，如咖啡因、木脂素、多酚类物质（如绿原酸）等，其中一些物质能减少细胞损伤、抑制癌细胞。

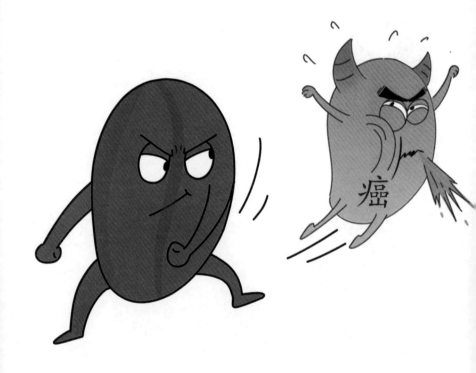

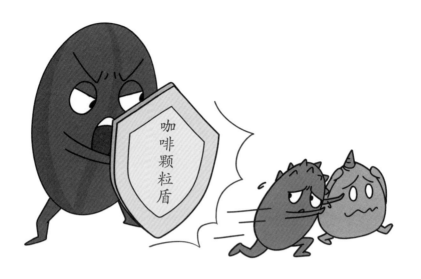

有科学证据表明，喝咖啡能降低胰岛素抵抗和 2 型糖尿病的风险，而这两种疾病与肝癌、子宫内膜癌、乳腺癌和结直肠癌的发病相关。还有许多流行病学研究发现，喝咖啡可以降低肝癌和子宫内膜癌的发病风险。

我身上未知的秘密，
还有待探索哦！

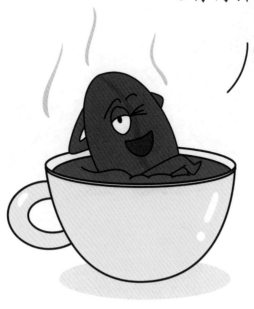

但是，对于咖啡和其他种类癌
症的关系，目前尚缺乏充分的
科学证据证明。

最后，有一点需要大家特别注意：饮茶或是喝咖啡，都不要过烫！经常喝非常烫的茶或咖啡（超过65℃），很可能会损伤口腔黏膜及食管上皮细胞，增加罹患口腔癌和食管癌的风险。

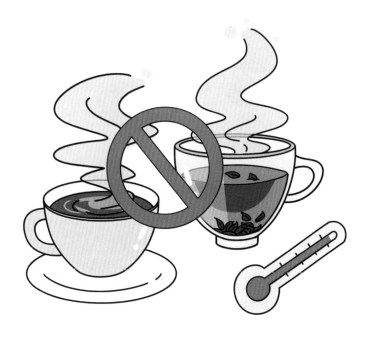

因此，我们建议大家，不要急着喝刚泡出来的热茶和刚煮出来的热咖啡，可以等凉一些，不超过 65℃时再喝。

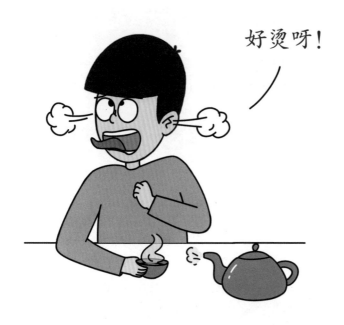

好烫呀！

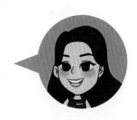

为了健康，
请凉些再喝。

总之，茶也好，咖啡也罢，都
和癌症没有明确的关联。因此，
大家不必为了防癌开始喝茶或
咖啡，也不必因为害怕癌症而
舍弃对茶和咖啡的爱好。

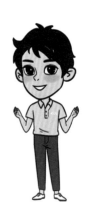

本篇的知识您学到了吗?

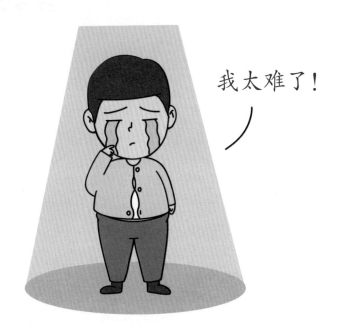

我太难了!

肥胖这事儿,带给人很多烦恼:
看见自己喜欢的衣服,都"没号";
裤子的内侧,永远会被磨破;
遇到喜欢的人,不敢表白……

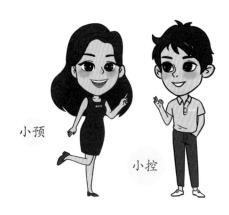

小预

小控

然而，"胖子"的烦恼只有这些吗？不！肥胖带来的健康风险更不容小觑！本篇，由我们给大家讲讲**肥胖与癌症**的那些事儿。

世界卫生组织国际癌症研究机构指出，**超重或肥胖，与至少13 种癌症相关联。**而且肥胖与患癌风险之间成明显的量效关系，就是说超重越多患癌风险越大。

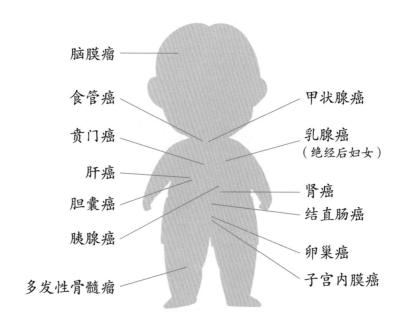

脑膜瘤

食管癌

贲门癌

肝癌

胆囊癌

胰腺癌

多发性骨髓瘤

甲状腺癌

乳腺癌
（绝经后妇女）

肾癌

结直肠癌

卵巢癌

子宫内膜癌

1. 消化系统癌症

肥胖者患食管癌、贲门癌、结直肠癌、肝癌、胰腺癌和胆囊癌的危险性比体重正常的人要高出 1.3~2.0 倍。高体重指数（BMI）是消化系统癌症明确的危险因素。

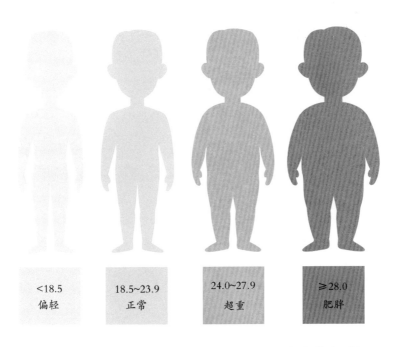

<18.5 偏轻	18.5~23.9 正常	24.0~27.9 超重	≥28.0 肥胖

● 体重指数（BMI）= 体重（kg）÷ 身高 ^{2}（m^2）

另外，中心性肥胖也会增加结
直肠癌、肝癌和胰腺癌的发病
风险。

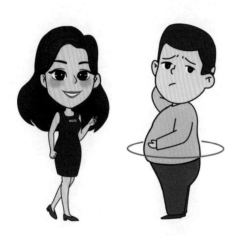

中心性肥胖就是指腰围
过粗及腰臀比过大。

2. 乳腺癌

对于绝经后的女性，BMI 越
高，患乳腺癌的风险越大。
另外，肥胖女性乳腺癌复发
风险较体重正常的患者也有
所增加。不仅如此，肥胖乳
腺癌患者的预后通常较差，
因为肥胖可能加快肿瘤的形
成并增强其侵袭性。

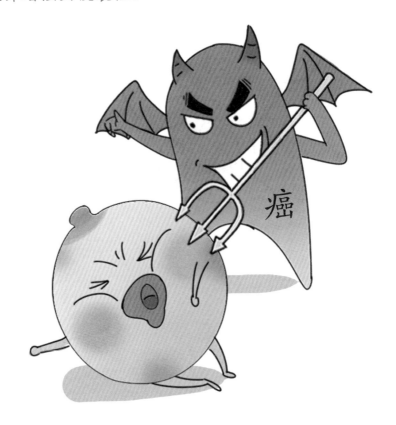

3. 甲状腺癌

肥胖与甲状腺癌里最常见的乳头状甲状腺癌（近90%的甲状腺癌都是此种类型）密切相关。患乳头状甲状腺癌的风险会随着 BMI 的升高而增加。

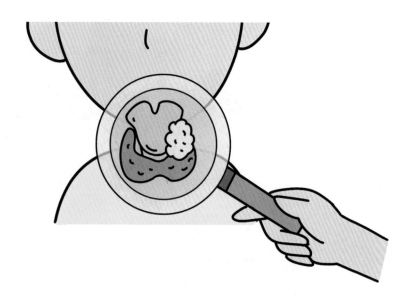

4. 卵巢癌

较高的 BMI 会增加妇女患卵巢癌的风险，但 BMI 与不同病理亚型的卵巢癌之间的风险关系尚未得到科学验证。

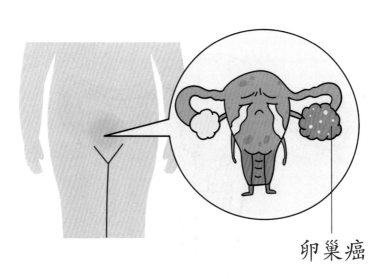

卵巢癌

5. 子宫内膜癌

高 BMI 与患子宫内膜癌的风险存在较强的相关性。与体重正常的女性相比，超重或肥胖的女性患此癌的风险将提高 1~3 倍。不仅如此，肥胖还会增加子宫内膜癌患者的死亡率。

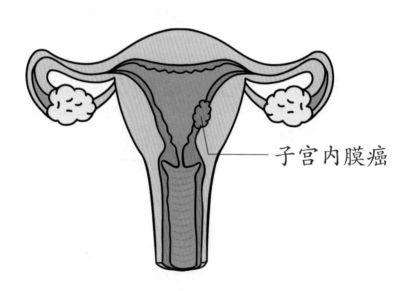

子宫内膜癌

6. 肾癌

肥胖也是肾癌的独立危险因素之一。超重或肥胖人群患肾癌的风险几乎是体重正常人群的两倍。

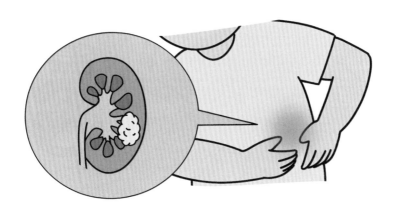

7. 脑膜瘤

   肥胖者患脑膜瘤的风险比体
   重正常的人高大约 50%。

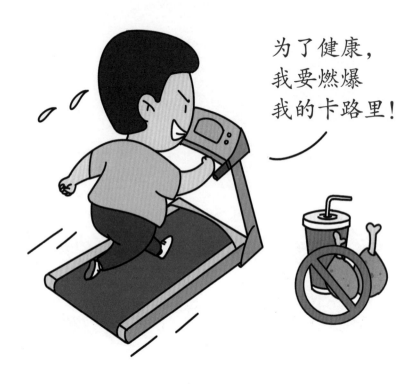

为了健康，
我要燃爆
我的卡路里！

8. 多发性骨髓瘤

   与体重正常的人相比，超重
   和肥胖者患多发性骨髓瘤的
   风险略增高 10%~20%。

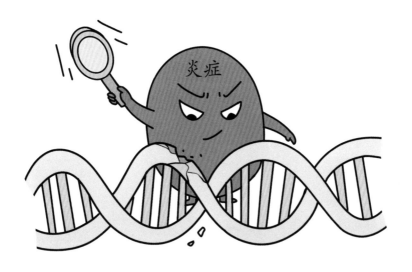

肥胖是如何导致癌症风险增加的呢?

这里面的机制很复杂,目前,已知可能的原因有以下4点:① 肥胖导致的机体慢性炎症可能损伤 DNA,导致基因或基因表达异常,从而增加多种癌症的风险。

② 肥胖患者的血液中，胰岛素和胰岛素样生长因子Ⅰ（IGF-Ⅰ）水平普遍较高，容易导致患结直肠癌、肾癌、子宫内膜癌等癌症的风险增加。

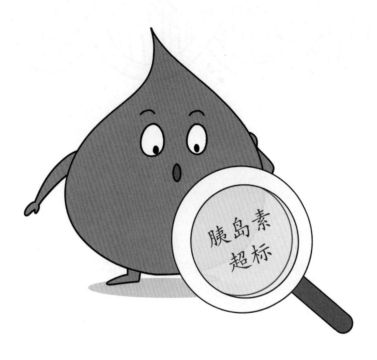

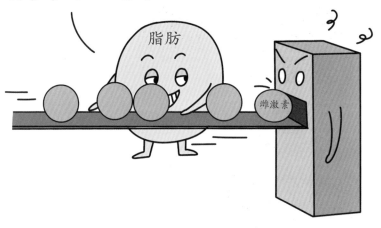

③ 脂肪组织会诱导产生过量雌激素，导致罹患乳腺癌、卵巢癌等癌症的风险增高。

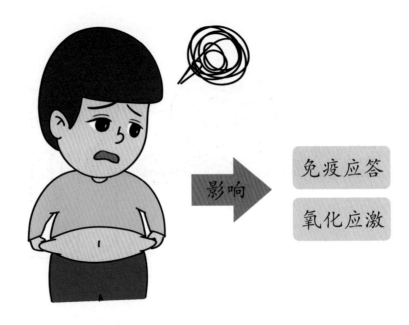

免疫应答

氧化应激

影响

④ 肥胖还可能通过影响免疫应答和氧化应激增加人体患癌风险。

由此可见，肥胖不仅影响癌症的发生，还会威胁癌症患者的预后和生存。因此，我们建议大家通过合理搭配饮食、适当运动、保持良好的心态来控制体重，避免肥胖或将 BMI 控制在健康值范围，从而更有效地预防癌症。

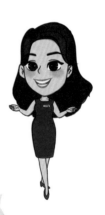

控制体重，远离癌症，
就从看完这篇开始吧！

10 糖尿病和癌症有关系吗?

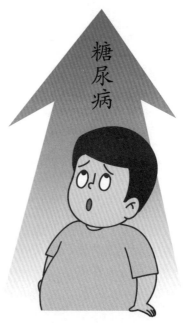

近年来,糖尿病在我国人群中越来越常见,据统计,我国成年人群糖尿病患病率高达 11.2%,其中,超过 90% 为 2 型糖尿病。

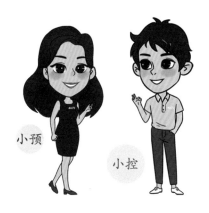

小预

小控

许多糖尿病患者开始担心，糖尿病除了会导致各种急慢性并发症，还会增加患癌风险吗？本篇，由我们给大家讲讲糖尿病与癌症的关系。

首先，我们先来简单了解一下血糖和糖尿病。血糖，就是食物消化分解后产生的葡萄糖经人体吸收进入血液后的产物，为人体的各器官和组织提供能量，血糖过高或者过低，都会危害健康。

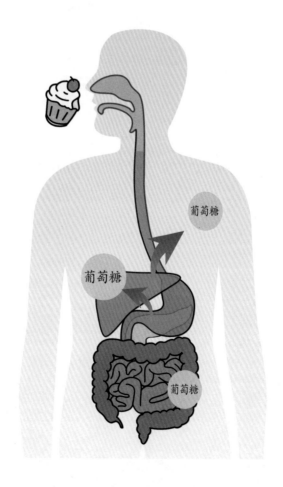

而维持正常血糖浓度的关键激素，就是胰岛素。如果机体无法产生足量胰岛素，或无法正常利用胰岛素(胰岛素抵抗)时，过高的血糖浓度就会得不到及时的调节，长此以往会对多处组织和器官造成损伤，并导致许多症状和并发症，这就是糖尿病。

血糖太多了，
我们调节不过来了！

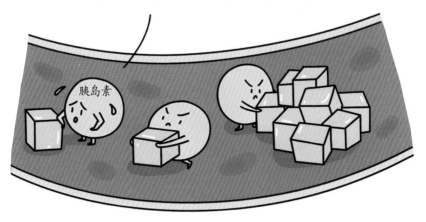

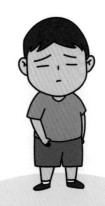

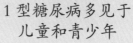

1 型糖尿病多见于
儿童和青少年

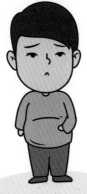

2 型糖尿病
多见于中老年

糖尿病有多种类型，常见的包括：1 型糖尿病（机体几乎无法产生胰岛素）、2 型糖尿病（机体无法产生足量胰岛素或出现胰岛素抵抗）、妊娠糖尿病（女性怀孕期间出现的糖尿病）。

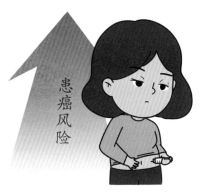

患癌风险

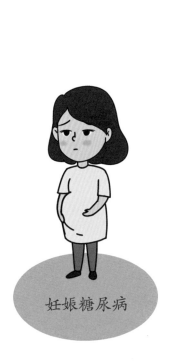

妊娠糖尿病

糖尿病和癌症有什么关系呢？

目前的人群流行病学研究发现，糖尿病患者较普通人更容易患结直肠癌、肝癌、胆囊癌、胰腺癌、乳腺癌以及子宫内膜癌等多种癌症。

关于糖尿病致癌的机制，非常复杂，可能的解释主要有以下三种：

① **高胰岛素血症**

2型糖尿病患者因胰岛素抵抗引起的长期代偿性胰岛素增加，使其体内胰岛素水平长期偏高，由于胰岛素的促有丝分裂效应导致染色体畸变，可能使癌症更容易发生和发展。

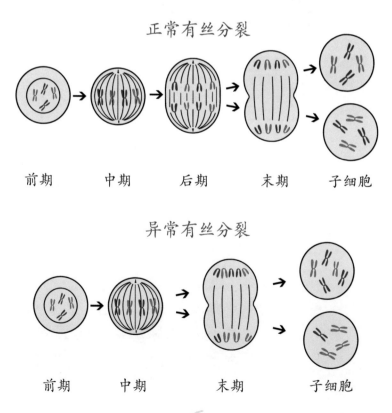

正常有丝分裂

前期　　　中期　　　后期　　　末期　　　子细胞

异常有丝分裂

前期　　　中期　　　末期　　　子细胞

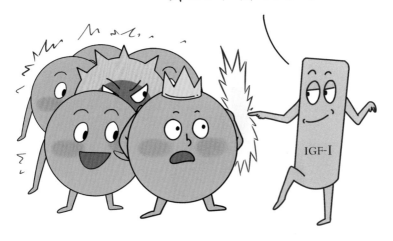

高胰岛素血症还会提高胰岛素样生长因子Ⅰ（IGF-Ⅰ）的生物利用度，这会间接促进细胞增殖并抑制凋亡，从而增加患癌风险。

此外，高胰岛素血症对体内的性激素水平调控有一定影响，会导致绝经后女性患乳腺癌和子宫内膜癌的风险升高。

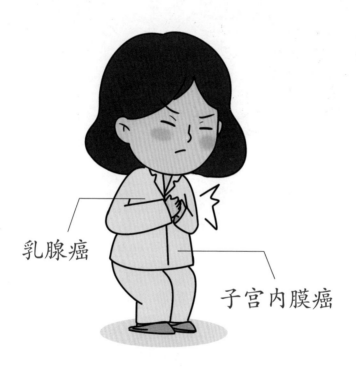

乳腺癌

子宫内膜癌

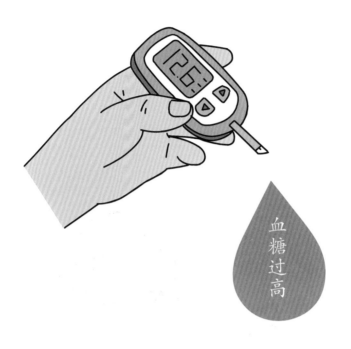

血糖过高

② 高血糖

长期的血糖过高会导致脱氧核糖核酸（DNA）损伤、抑制DNA修复、造成基因突变累积、影响核糖核酸（RNA）转录并且激活多种致癌信号通路，从而增加患癌风险。

另外，高血糖有利于已形成的癌细胞增殖并扩散，因此，对于糖尿病前期和非糖尿病人群，即使未发展成为糖尿病，只要血糖长期偏高，也会增加癌症的发病风险。

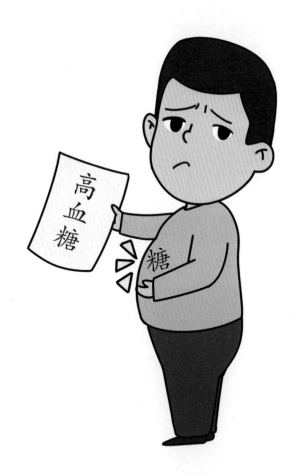

③ 氧化应激和慢性炎症反应

糖尿病会对人体多处组织和器官造成氧化损伤和慢性炎症反应。这会破坏 DNA，导致基因突变，从而增加细胞癌变的风险。

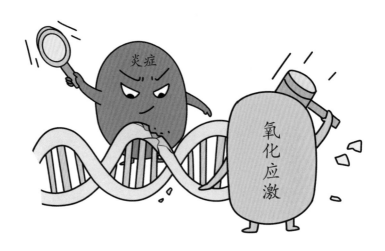

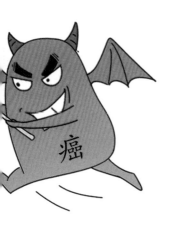

最后，我们建议：日常生活中注意控制体重，迈开腿，管住嘴，选择低脂肪、高纤维食物，多吃新鲜蔬菜水果，还要戒烟限酒，这样才能保持健康，防癌于未然！

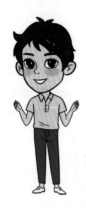

糖尿病和癌症的关系，您清楚了吗？

⑪ 体育运动如何防癌?

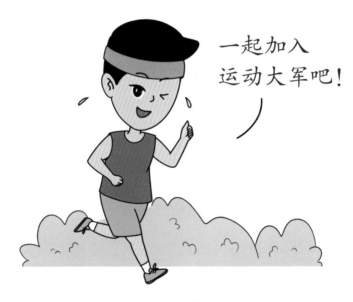

一起加入运动大军吧!

运动，不仅是大家公认的健康生活方式，更逐渐成为一种时尚，如今，很多人改掉了下班后瘫在家里、捧着手机的习惯，加入体育锻炼的大军。

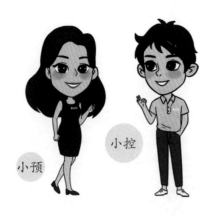

小预

小控

我们知道，体育锻炼对心血管健康、精神健康等有诸多好处，但对于癌症，体育锻炼可以起到预防的效果吗？本篇，由我们给大家讲讲**运动与癌症**的那些事儿。

运动与癌症有关吗?

根据大量人群研究发现,体育锻炼能显著降低癌症的发生风险。而且无论性别、年龄、胖瘦或是否吸烟,运动都能明显降低患癌的风险。

经常锻炼的人患癌症的风险比不常锻炼的人低	
癌症种类	患癌风险降低百分比
膀胱癌	13%~15%
乳腺癌	12%~21%
结肠癌	19%
子宫内膜癌	20%
食管癌	21%
肾癌	23%
胃癌	19%

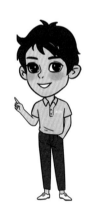

这是科学家们通过汇总大量研究,总结出的体育锻炼与降低癌症风险的关系。

运动降低癌症发病风险的具体机制是什么呢?

体育锻炼对人体生理和心理的影响非常复杂,其降低癌症发病风险的具体机制仍需进一步研究揭示,目前有 4 种主流的假设性学说。

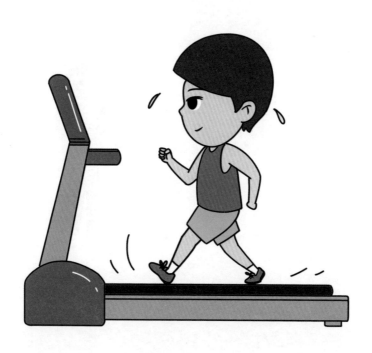

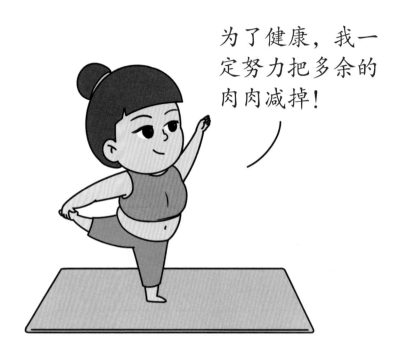

1. 体育锻炼通过改变激素水平降低癌症发病风险。运动能减少人体脂肪，降低与癌症有关的性激素水平，从而降低乳腺癌发病风险。同时，运动可以调节胰岛素和胰岛素样生长因子Ⅰ（IGF-Ⅰ）水平，从而降低多种癌症的发病风险。

清早起床，
拥抱太阳

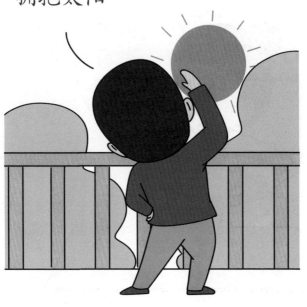

2. 体育锻炼可以通过调节人体
   内中性粒细胞、嗜酸性粒细
   胞、淋巴细胞等免疫细胞的
   数量与活性，提高免疫力，
   从而使人体更不容易患癌。

3. 经常进行中等强度的运动能减少体内炎症，降低活性氧（ROS）水平，增强人体的抗氧化能力，降低癌症的发病风险。

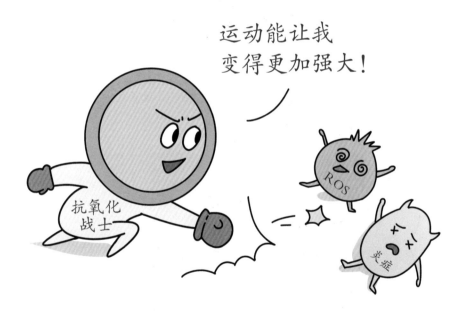

运动能让我变得更加强大！

4. 运动能调节胆汁酸的新陈代
   谢，减少食物在消化道滞留
   的时间，从而减少胃和肠道
   暴露于食物中可能存在的致
   癌物质的时间。

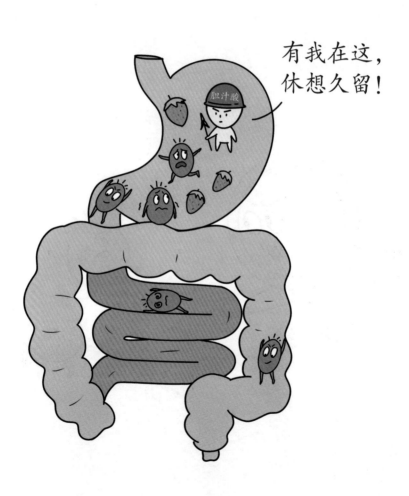

既然体育锻炼对降低癌症的发病风险有显著效果，那我们应该如何运动呢？

世界卫生组织针对不同群体给出了不同建议。

① 成年人

每周应该进行至少 150~300 分钟中等强度或 75~150 分钟剧烈强度的有氧体育锻炼，或是满足上述运动量的不同强度组合的运动。

有事没事
都要坚持
有氧运动！

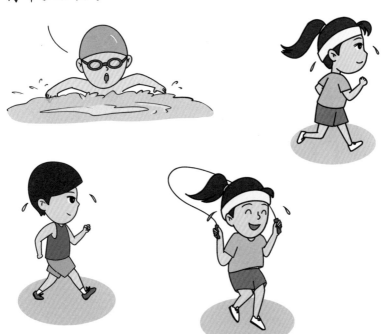

177

② 儿童和青少年

每天应进行至少 60 分钟中等至
剧烈强度的有氧体育锻炼；每
周还需配合至少 3 次增强肌肉和
骨骼强度的剧烈强度有氧锻炼。

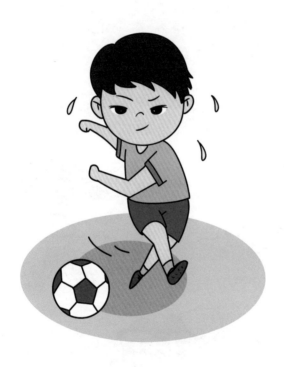

③ 孕妇

每周应该进行至少 150 分钟中等强度的有氧锻炼，并且要搭配有氧肌肉拉伸运动。

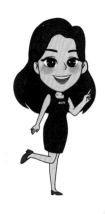

孕妇运动要谨遵医嘱哦！

④ 老年人或有基础疾病的其他
特殊人群
应在自身能力允许范围内坚持多
运动，力争达到推荐的运动量。

常散步对身体
也很好哦！

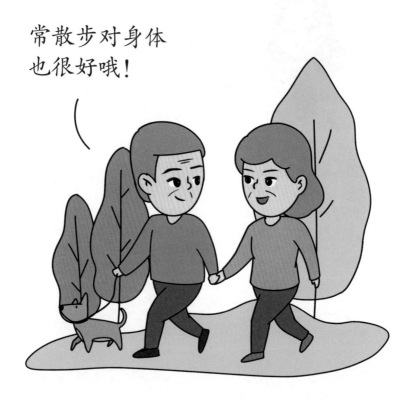

你坐得太久啦，
快起来动一动！

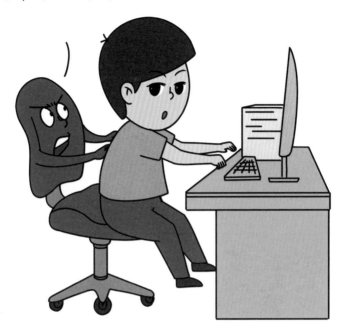

上述建议中提到的中等和剧烈运动强度都是指较静坐时的身体消耗而言，消耗程度分别要达到静坐时的3~6倍和大于6倍。

运动虽有益健康，但也要注意防止运动过度和运动不当可能给身体带来的损伤。在制订运动计划时，应根据自身的身体状况灵活调整；平时运动时也要注意自我防护，避免受伤。如果运动中或运动前后感觉身体不适，一定要及时就医哦！

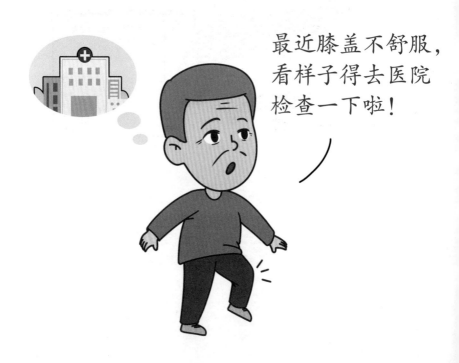

最近膝盖不舒服，看样子得去医院检查一下啦！

运动防癌可以从简单的运动开始，逐渐增加频率、强度和时长。比如从站立办公、多走路、爬楼梯等"小"的运动开始，记住：再"小"的运动，也胜过不运动！

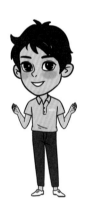

运动预防癌症，就从现在开始吧！

12

熬夜
会致癌吗?

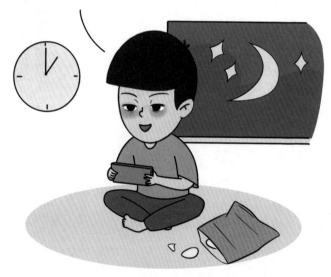

熬夜一时爽,
一直熬夜一直爽!

"今晚一定要早睡",可能是全
世界最大的谎言,熬夜,已经
成为现代社会一个普遍的现象。

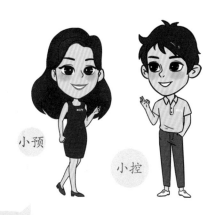

小预

小控

经常熬夜会打乱我们的昼夜节律。

我们知道，熬夜会严重影响身心健康，但是熬夜和癌症的关系，你知道吗？经常熬夜、长期睡眠不足会导致癌症吗？本篇，我们将根据现有的科学研究证据，为大家揭示熬夜和癌症的关系。

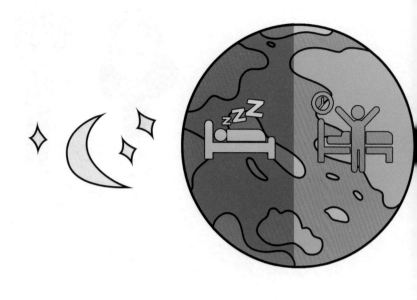

什么是昼夜节律呢?

昼夜节律就是遵循一天 24 小时
白昼和黑夜自然交替周期的身
体、精神和行为的自发性、规
律性变化。影响昼夜节律的主
要因素就是光照。

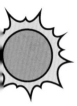

熬夜是如何影响昼夜节律的？

我们的大脑中，有一个小区域名为视交叉上核（SCN），人眼所接受到的光明与黑暗信号就是传递给这一区域。

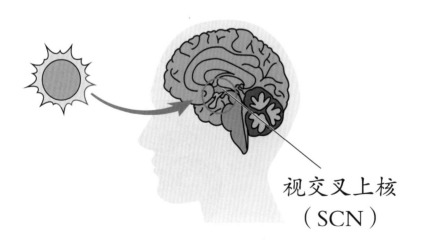

视交叉上核
（SCN）

SCN 是人体的中央生物钟，负责调控全身的外周生物钟按照昼夜节律进行生理活动，共同维持人体的正常功能和生理平衡。当我们熬夜时，夜晚的人造光源会干扰人体生物钟，打乱正常的昼夜节律。

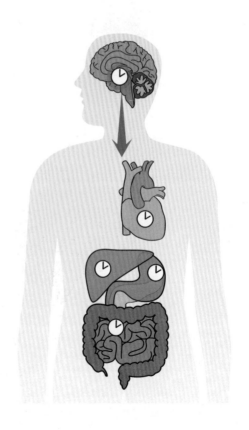

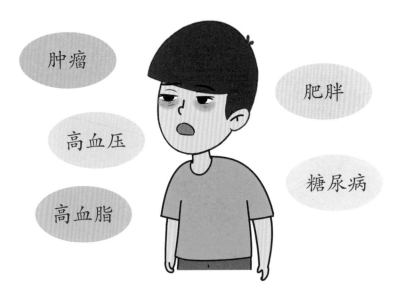

肿瘤

高血压

高血脂

肥胖

糖尿病

混乱的昼夜节律和癌症有什么关系?

混乱的昼夜节律会影响我们的睡眠、体温、激素分泌、食欲和消化等生理功能,甚至还与许多慢性疾病有关。

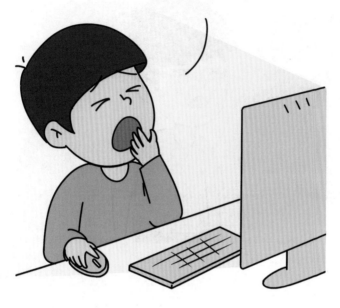

目前，世界卫生组织国际癌症研究机构已将"夜班工作"列为 2A 类致癌物，即很可能会对人体致癌。据科学研究发现，夜班工作者患乳腺癌、前列腺癌和结直肠癌的风险较高。

实验室研究也证实，昼夜节律紊乱会导致免疫抑制，造成慢性炎症并促进细胞增殖，这些机制都会增加癌症发生的风险。

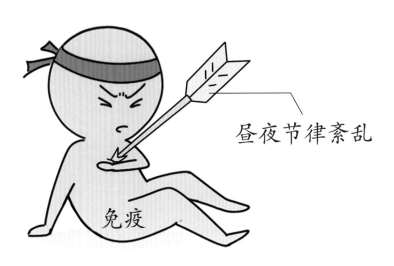

昼夜节律紊乱

免疫

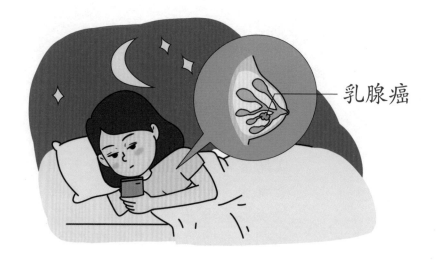

乳腺癌

昼夜节律的改变会造成女性体
内雌激素水平失调，这可能会
导致乳腺癌的发病风险上升。

除了扰乱昼夜节律，熬夜还常常导致睡眠不足及睡眠质量差。睡眠不足（特别是夜间睡眠时间短）和睡眠质量差的人群，其体内褪黑素水平普遍偏低。

我需要睡眠加持，不然消极怠工！

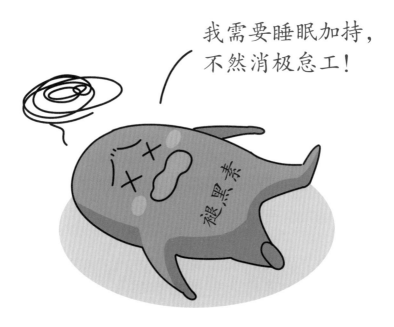

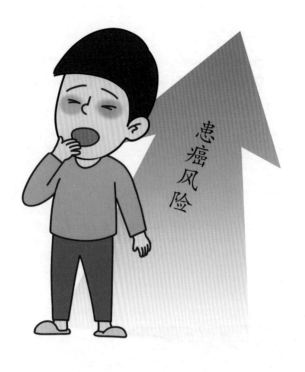

患癌风险

由于褪黑素可以增强免疫系统功能，并可以抑制癌症的发生和发展，因此，长期睡眠不足和睡眠质量差的人群患癌症的风险可能会有所增加。

既然熬夜对身心健康的危害如此严重，大家应该如何避免熬夜，提高睡眠质量呢？

① 早睡早起，坚持规律作息

尽量保证工作日与节假日的入睡和起床时间不变。

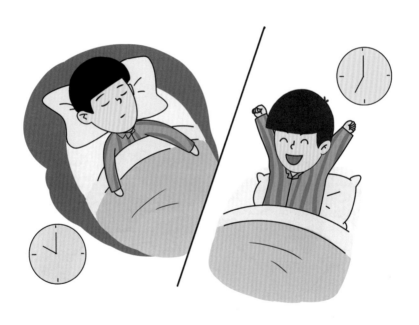

② 保证良好的睡眠环境

准备入睡前，卧室里尽量不要有任何可能干扰睡眠的东西，例如明亮的灯光、各类电子产品等。可以给自己准备一套舒适的寝具，能睡得更好。

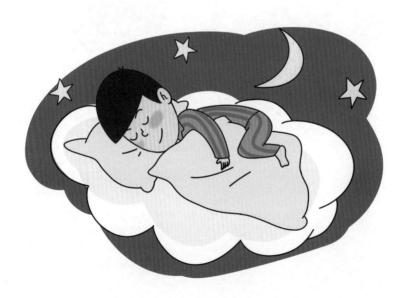

③ 白天保持适度光照

适度晒晒太阳有助于塑造规律的昼夜节律，建议每天在阳光下活动 30 分钟。

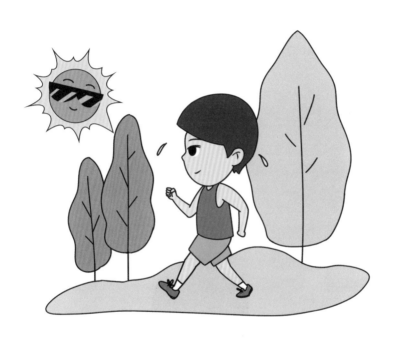

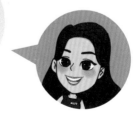

也要注意不要暴晒哦！

④ 下午 3 点后尽量不要小憩

临近傍晚或睡前小憩会让您在
夜晚更难入睡。另外，午睡时
间不要太长，最好不要超过 1
小时。

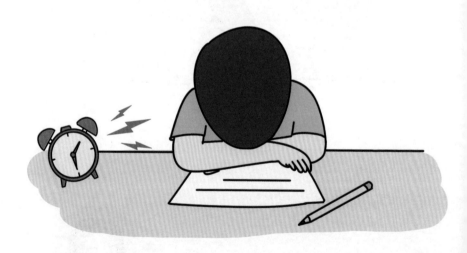

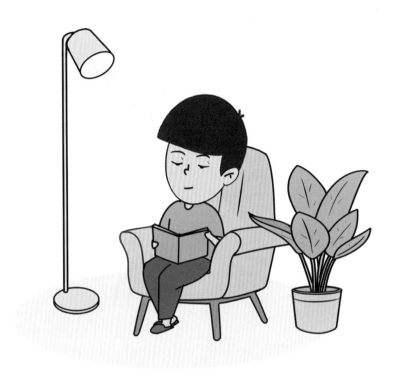

⑤ 睡前避免剧烈运动

尽量避免在睡前 2~3 小时进行剧烈运动。

⑥ 睡前做一些让自己放松的事情

例如读读书、听听舒缓的音乐等。

⑦ 睡前避免吸烟、饮酒、摄入含咖啡因的饮料和食物

例如茶、咖啡、可乐或巧克力等。

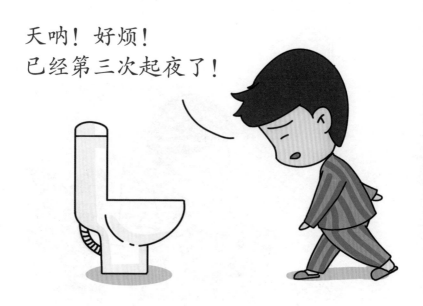

⑧ 避免深夜大吃大喝

入睡前吃得太饱可能会导致消化不良，睡不好；而睡前喝太多水或饮料可能会导致起夜频繁，影响睡眠。

⑨ 睡前避免服用可能影响睡眠的药物

如果必须服用，建议您可以和主治医生商榷一下服药时间和方案。

服用我们时，一定要遵从医嘱哦！

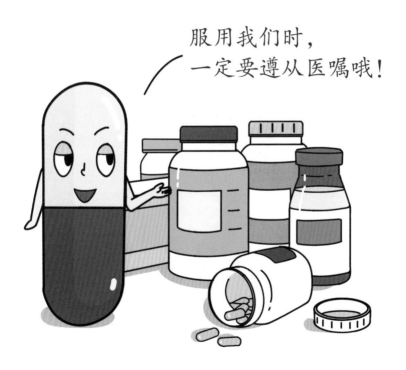

⑩ 实在睡不着就不要一直躺在床上

如果在床上超过 30 分钟还没睡意，可以起床做一些让自己放松的事情，等有了困意再回到床上继续睡觉。

放松

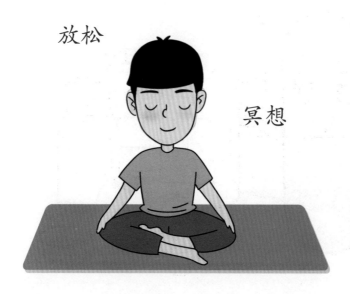

冥想

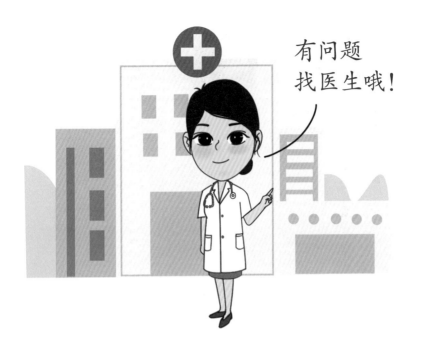

最后，如果您有持续的睡眠问题，尝试了各种办法都无法改善睡眠质量，我们建议您及时去医院，向医生寻求帮助。

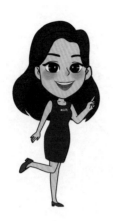
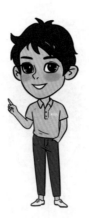

综上，熬夜的危害确实很大，甚至有致癌的风险。因此，我们呼吁大家从现在开始拒绝熬夜，拥抱健康。

13

压力和癌症
有关系吗?

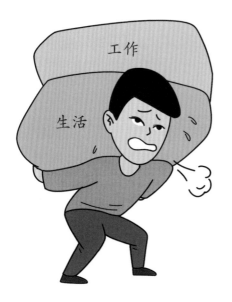

工作

生活

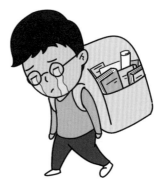

压力,已成为现代生活的一部
分,每个人在生活中都会感到
或大或小的压力。

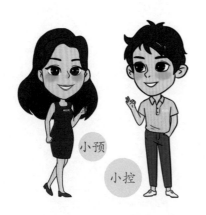

小预

小控

这些压力是否会让您有隐隐的担忧，担心它们会不会损害您的身体健康？尤其是，**压力会不会增加患癌症的风险？**本篇，由我们给大家讲讲这些事儿。

首先，大家需要明白：并非所有的压力都有害，压力分为两种：**短期压力和长期压力**。短期或者适度的压力不会损害健康，有时甚至可以对身体产生正面影响，不要过度担心。

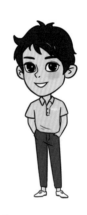

俗话说得好啊，
人无压力轻飘飘。

疾病兄弟们，
搞垮他就靠你们啦！

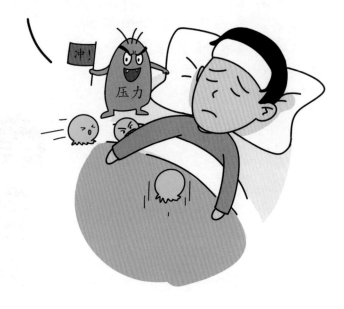

而需要我们注意和警惕的是第二种：**长期压力**。长期处于较大压力之下，会造成消化系统疾病和生育力问题，甚至会影响免疫系统，导致机体免疫力下降，更易受到致癌物侵袭。

更有甚者，长期承受压力的人群，会伴随产生一系列心理和行为的异常，如沾染吸烟、酗酒等与癌症有关的不良嗜好，间接导致患癌风险的增加。

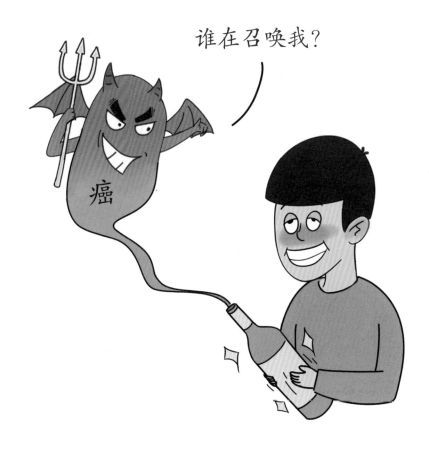

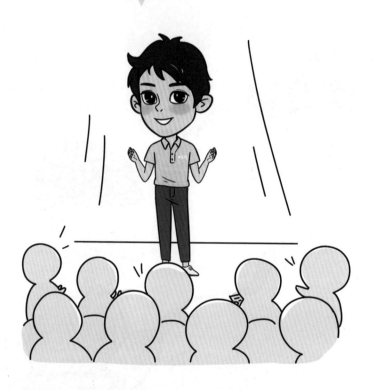

因此，我们有必要学会如何缓解自身的压力，建议可以参考如下9种方法，来改善身心健康。

方法一：适度运动

可以选择自己喜欢的运动项目，让自己的身体活跃起来，因为任何形式的体育运动都可以有效地缓解压力。

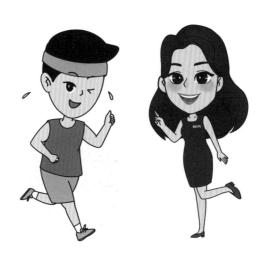

体育运动不仅能缓解压力，还能增加幸福感。

方法二：均衡饮食

首先，保证一日三餐定时定量。其次，摄入食物尽可能丰富多样，比如各类蔬菜水果、适量的粗粮和乳制品等，同时注意钠（盐）及饱和脂肪酸（肥肉）的摄入量，不可过多。

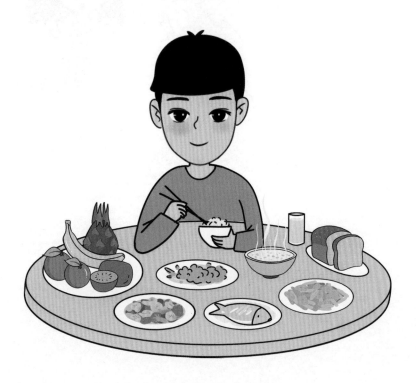

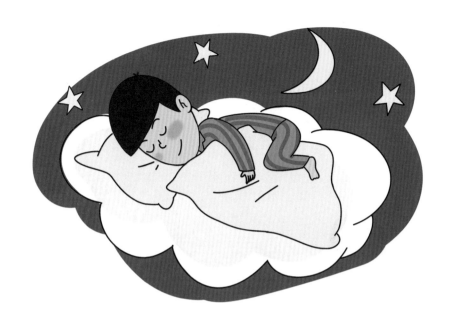

方法三：保证充足的睡眠

睡眠是大脑和身体恢复活力的
最好方式。建议睡觉时保持环
境安静，睡前可以通过阅读或
听舒缓的音乐让自己放松下
来，记得远离电子产品，并且
保持规律作息。

方法四：与家人朋友保持联系

社交有时能为压力下的您提供
支持和帮助，因此，建议与家
人和朋友保持联系。

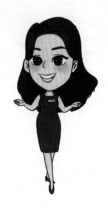

您还可以考虑为慈善机构
提供志愿服务，在帮助他
人的同时帮助自己。

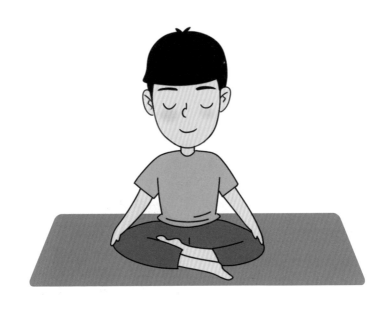

方法五：冥想

冥想可以帮助您整理思绪、平复
压力、集中注意力，在您空闲时
或是在家休息时，都可以随时
随地进行深呼吸和冥想练习。

方法六：写日记

写日记可以很好地释放原本被压抑的情绪。建议写日记时只需记下想要抒发的情绪即可，不用刻意追求形式或内容的完美，日记写好后，可以抛弃所写内容，也可以保存下来以供日后参考。

写日记，
可以释放压力哦

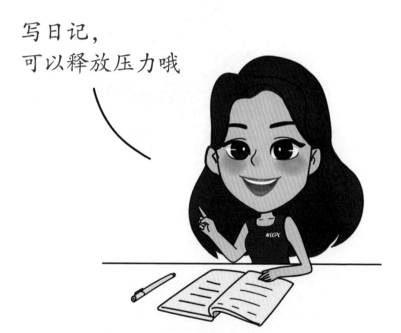

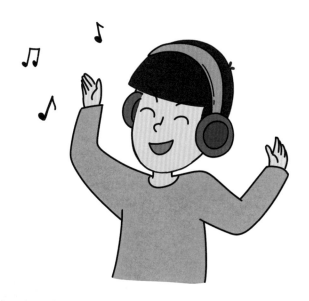

方法七：转移注意力

您可以尝试将注意力转移到某一种爱好上，比如听音乐、手工、画画等，都可以达到转移注意力并缓解压力的目的。

方法八：多笑笑

笑不仅能减轻精神负担，还能使身体产生积极的变化。因此，可以尝试听一些搞笑段子、看看喜剧等，或者经常与有趣的朋友聊聊天。

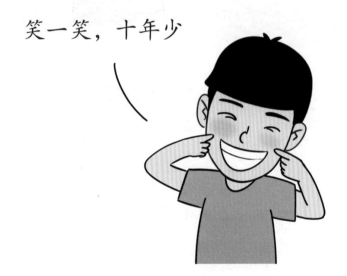

笑一笑，十年少

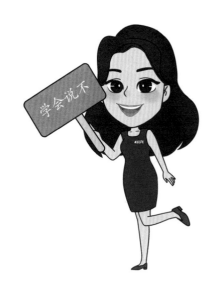

方法九：学会拒绝

要积极上进，乐于助人。不过，也尽量不要许诺自己根本不可能完成的"任务"哟，这样有助于您管理日程，避免不必要的压力。

综上，大家需要知道，在面对压力时，不要以不良行为应对，应学会用有效策略来缓解压力，改善身心健康。

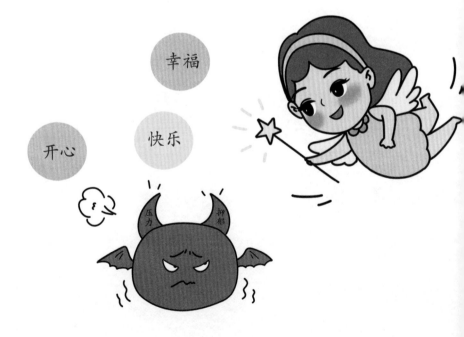

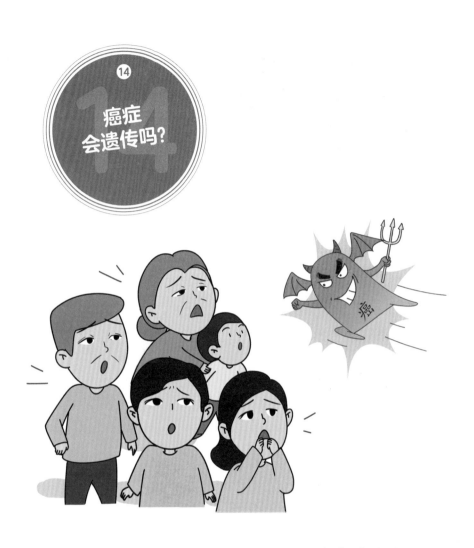

14

癌症
会遗传吗?

癌症,如今已成为越来越高发的疾病,甚至有"一人确诊,全家遭殃"的说法。家庭中有1名甚至多名成员罹患癌症的情况也时有发生。

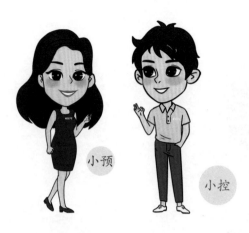

小预

小控

这时候，我们难免会有这样的疑问：癌症会遗传吗？本篇，我们给大家说说遗传与癌症的那些事儿。

癌症会遗传吗？

提起遗传，就不得不先说基因，在我们身体中，几乎每个细胞内都有个细胞核，细胞核作为细胞的控制中心，含有23对载有基因的染色体。

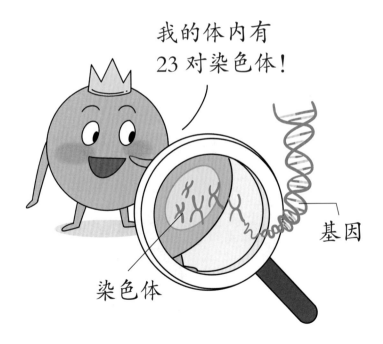

我的体内有
23 对染色体！

基因

染色体

基因，就是告诉细胞如何行动的编码信息，控制着我们身体的生长发育和生理代谢功能的正常进行。

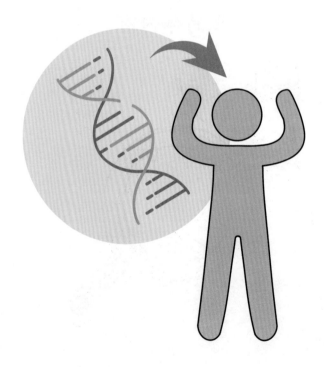

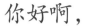

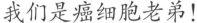

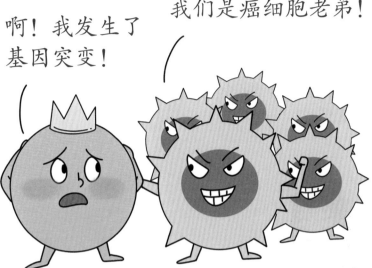

每个人大约有 25 000 个基因，而所有癌症的发生，都是从一个细胞内的一个或多个基因变化（突变）开始的。这些突变使得细胞无法正常行使功能，进而逐步转变为癌细胞并不断分裂增殖。

通常，大多数基因突变是后天产生的。后天产生的基因突变并不影响其他体细胞，因此它们不遗传，被称为获得性突变。由获得性突变引起的癌症被称为散发性癌症，也是最常见的癌症类型。

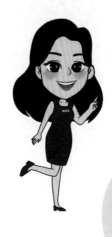

划重点，后天产生的基因突变不遗传！所以这些基因突变导致的癌症也不会遗传。

但是，也有一些基因突变是从父母那里遗传的，有些增加癌症风险的异常基因可从父母传给孩子，这类基因被称为遗传性癌症易感基因。不同癌症易感基因遗传给下一代的概率也是不同的。

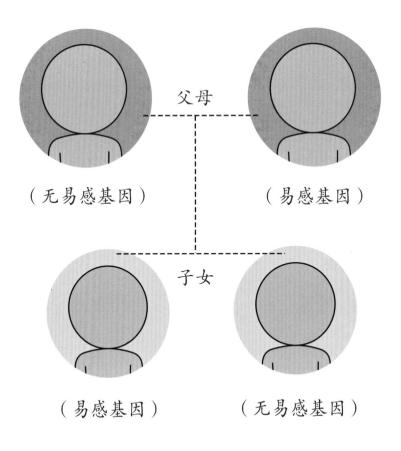

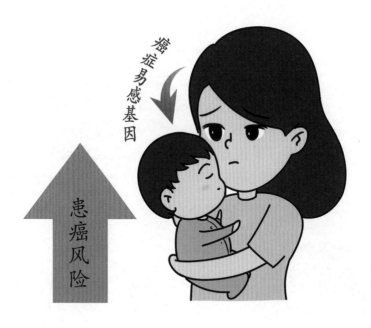

癌症易感基因

患癌风险

据目前的研究估算，5%~10% 的癌症是由于直接从父母遗传的基因缺陷导致的。如果子女"不幸"遗传了某个癌症易感基因，这就提高了他们的患癌风险。

家人患癌，说明我们携带癌症易感基因吗？

这个问题的答案并不简单。出现癌症家族性聚集一般有三种可能性：

① 遗传了癌症易感基因。

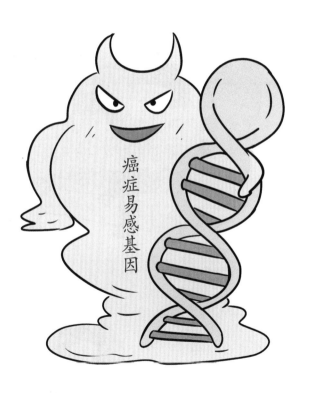

② 家庭成员共同暴露在相同癌症风险因素下，如不健康生活行为方式（吸烟、饮酒、缺乏运动等）及环境致癌物，或者家庭成员共同患有某些与癌症相关的感染性疾病（如幽门螺杆菌感染、乙肝病毒感染等）造成家族聚集性癌症，不是遗传造成的。

③ 上述两者兼有。

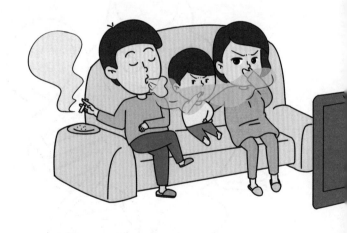

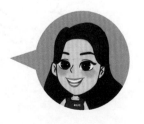

共同暴露在相同癌症风险因素下，可能出现家族聚集性癌症！

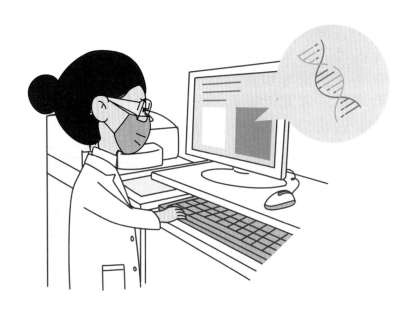

如何知道自身是否携带癌症易感基因?

目前，借助遗传咨询和基因检测的手段，可以筛查是否携带癌症易感基因。

例如，BRCA1 基因和 BRCA2 基因的突变会增加携带者患乳腺癌、卵巢癌和其他一些癌症的风险。因此，女性被检出携带上述基因，则被认为具有更高的患癌风险。

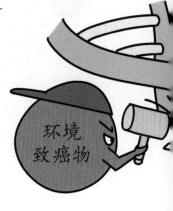

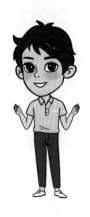

这类检测不适用于所有人群，需在医生的专业指导下接受遗传咨询来判断是否有必要进行检测。

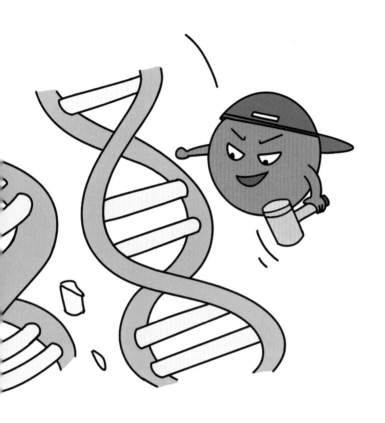

当然，被检测出携带遗传性癌症易感基因也不一定就会患癌，大多数的癌症并不是由单一突变导致的，而是需要多个突变累积，且在一定程度上依赖外界致癌因素的刺激。

因此，我们应保持良好的生活行为方式，避免接触环境致癌因素尤为重要，还要多多学习健康防癌知识，做好定期体检，一旦发生癌症，力争将癌症阻断在发展初期。

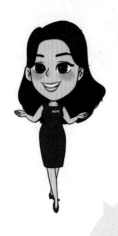

本篇到这里就结束了，您明白遗传与癌症的关系了吗？

⑮
癌症
会传染吗?

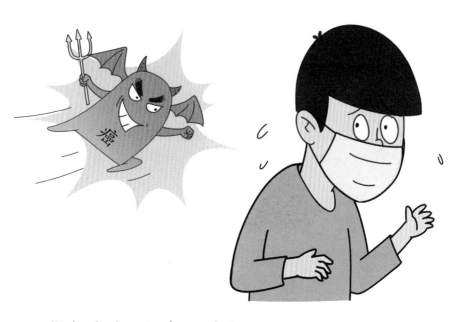

提起癌症,很多人避之不及,
更有甚者会尽量减少和癌症患
者的接触,恐怕自己会被"传染"
上癌症。

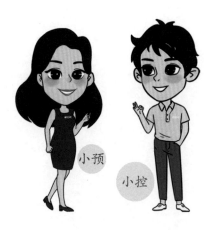

小预

小控

那么，癌症真的会"传染"吗？本篇，由我们给大家讲讲"传染"与癌症的那些事儿。

其实，所谓的癌症会"传染"，是指可能诱发某些癌症的细菌或病毒具有传染能力，**而癌症本身，是不会传染的！**

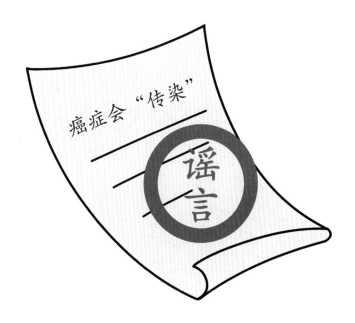

癌症会"传染"

谣言

目前研究显示，15%~20% 的癌症与可传染生物因素有关。这里，就给大家介绍 9 种值得警惕的可致癌细菌和病毒，它们均具有"传染性"。

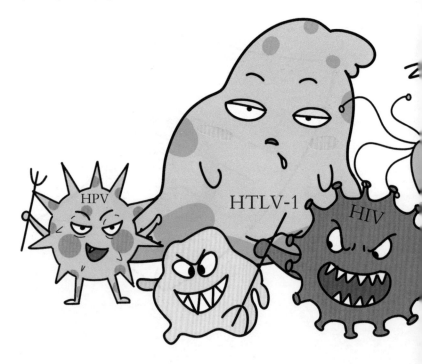

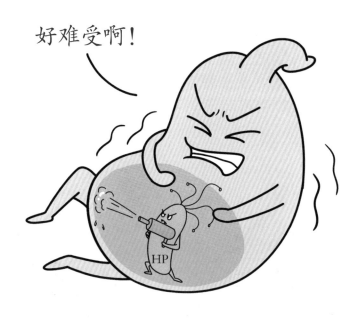

好难受啊！

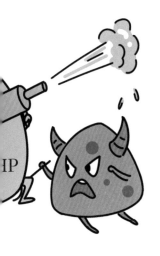

1. 幽门螺杆菌（HP）
   HP 已被世界卫生组织国际癌症研究机构确认是胃癌的主要致病因子之一。

幽门螺杆菌的主要传播途径是
接触感染者的唾液、呕吐物和
粪便，或食用被幽门螺杆菌污
染的食物和水。

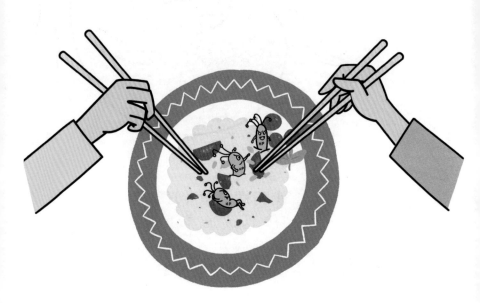

因此，建议大家在生活中使用公筷，餐具消毒，避免吃不干净的食物，这样可以有效降低感染幽门螺杆菌的概率。

我是公筷，
你是攻击不到我的！

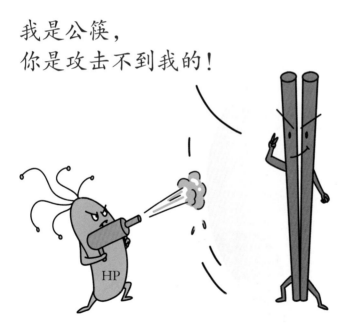

2. 乙型肝炎病毒（HBV）/ 丙型肝炎病毒（HCV）

这两种病毒都已被世界卫生组织国际癌症研究机构确认是肝癌的主要致病因素，它们主要通过母婴、血液和性接触等途径传播。

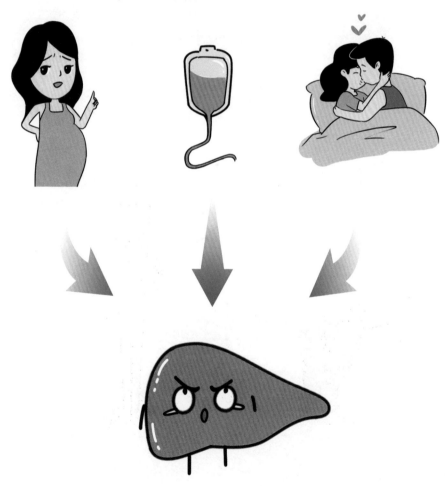

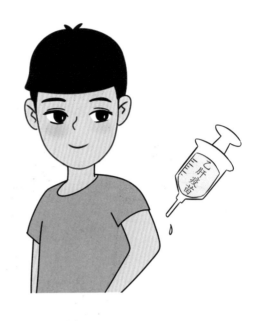

目前针对丙型肝炎病毒已有药物可治愈，但慢性乙型肝炎病毒感染还很难被彻底治愈。因此，预防乙型肝炎病毒感染也成为了预防肝癌的重点，而预防乙型肝炎病毒感染的最好方法就是接种乙肝疫苗。**建议健康人群尽早接种乙肝疫苗。**

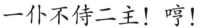

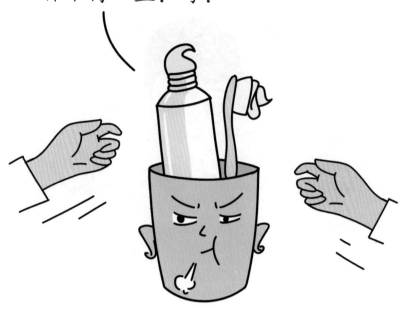

同时，我们需要保持良好的日
常卫生习惯，比如：不共用牙具、
剃须刀等私人清洁物品，避免
高危性行为。

3. 人乳头瘤病毒（HPV）

HPV 不仅与宫颈癌密切相关，还可诱发阴道癌、肛门癌、阴茎癌、口咽癌等多种癌症。目前也有研究发现，我国近三分之一的食管癌患者有 HPV 感染史。

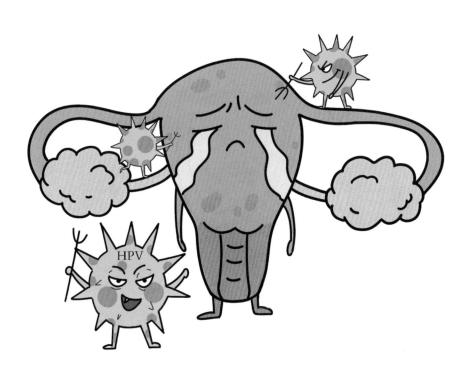

70% 的宫颈癌及宫颈癌癌前病变是由 HPV-16 和 HPV-18 两种亚型导致的。针对 HPV 感染的预防，建议接种 HPV 疫苗，同时，避免不洁性行为也可降低感染风险。

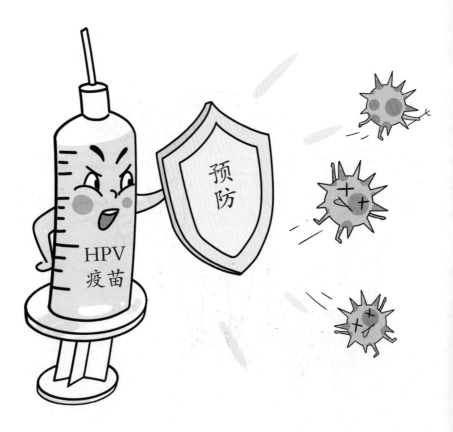

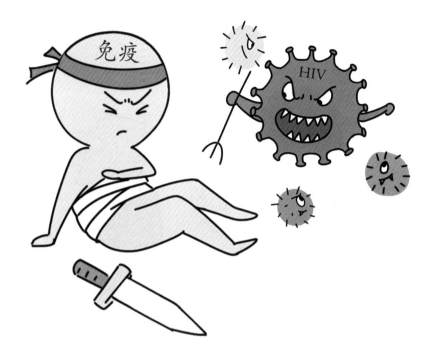

4. 人类免疫缺陷病毒（HIV）
   HIV，就是俗称的艾滋病病
   毒，被世界卫生组织国际癌
   症研究机构确认为人类致癌
   物，是通过损伤机体的免疫
   系统使细胞更容易受到其他
   致癌物的影响，从而更易发
   生癌变，也可以说它是一种
   间接致癌物。

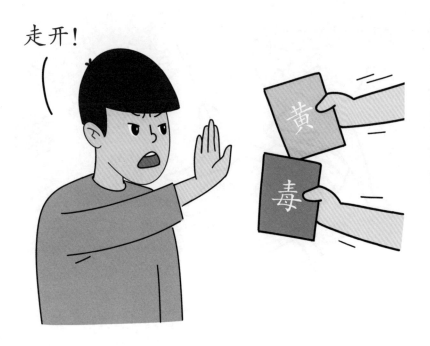

HIV 主要通过性接触、血液及
母婴传播，因此需要大家爱护
自己，洁身自好。

5. EB 病毒（EBV）

超过 9 成的人群都携带该病毒，绝大多数感染人群没有严重后果，因此不必过于担心。极少数的 EBV 感染与鼻咽癌、伯基特淋巴瘤、霍奇金淋巴瘤、某些胃癌等癌症相关，它的主要传播途径是打喷嚏、咳嗽、共用餐具等。

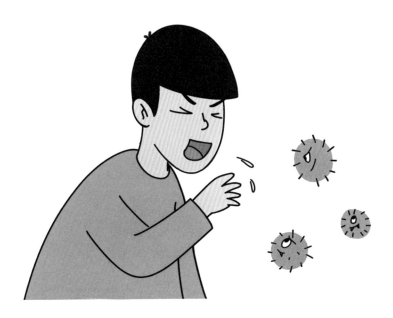

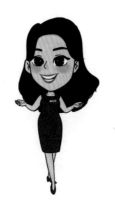

以上介绍的细菌和病毒可能大家有所耳闻，剩下三个病毒虽然不太常见，但仍具有传染性和致癌性。

我很懒惰，感染我的概率只有不到 1%。

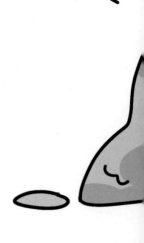

6. 人类嗜 T 细胞病毒 1 型
（HTLV-1）

HTLV-1 在人群中的感染率非常低，不到 1%，与成人 T 细胞白血病/淋巴瘤有关，比较罕见。它的主要传播途径是性接触、血液及母婴传播。

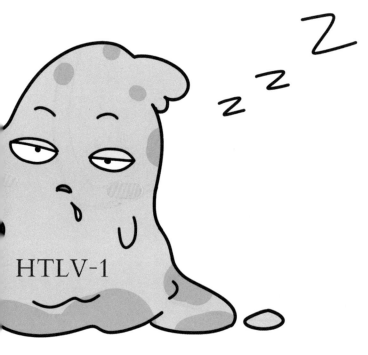

HTLV-1

7. 人类疱疹病毒 8 型（HHV-8）
目前不到 10% 的人群携带 HHV-8，但只有极少数免疫系统受损的感染者会发展为卡波西肉瘤，同时 HHV-8 也和某些罕见淋巴瘤有关。避免高危性行为是预防的主要手段。

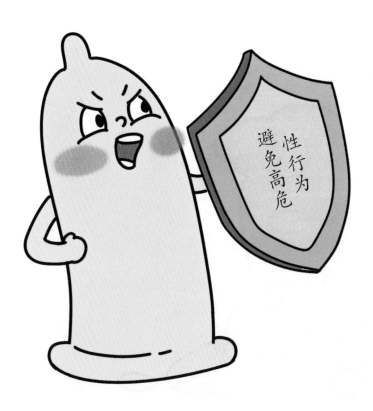

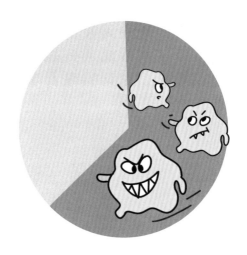

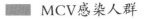
MCV感染人群

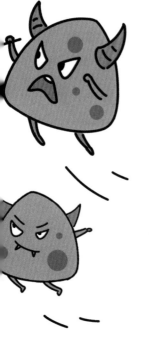

8. 梅克尔细胞多瘤病毒（MCV）
   超过六成的人群携带该病毒，
   感染者一般无症状，但感染可
   持续终身。免疫系统受损的人
   群（如 HIV 感染者或器官移
   植者）更易感染此病毒。科学
   研究已证实，MCV 与梅克尔
   细胞瘤相关，这是一种非常罕
   见的皮肤癌。

该病毒的传播途径尚不完全清楚，科学家推测其可能通过唾液或皮肤的密切接触在家庭成员之间传播。

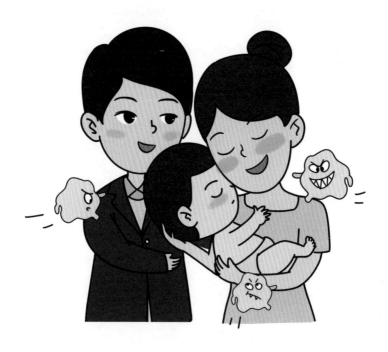

另外，接触 MCV 感染者的呕吐物及排泄物，以及被污染的土壤、水源及食物也有可能被感染。因此，注意个人卫生、不食用不洁的水和食物可以有效降低 MCV 感染风险。

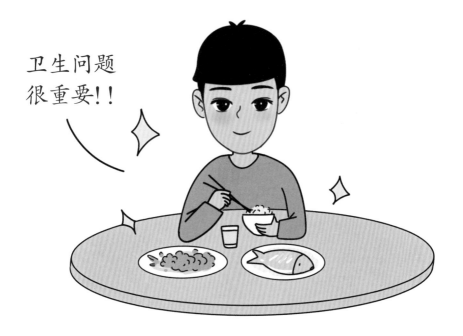

卫生问题很重要!!

综上，虽然癌症本身并不传染，但是，与某些癌症相关的细菌和病毒却有传染性，因此，建议大家养成良好的生活习惯，使用公筷、不食用不洁的食物和水、注意个人卫生、不共用个人清洁物品。

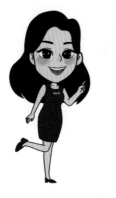
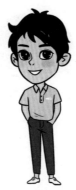

您明白了吗?

洁身自好，才能拥抱健康!

⑯

疫苗
能防癌吗?

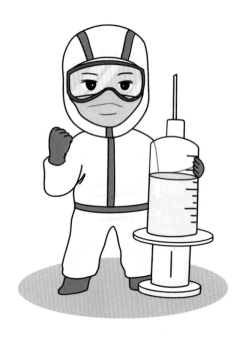

疫苗,自其发明以来,已帮助人类预防了很多难以治疗的严重传染性疾病,挽救了无数人的生命。

特别是新型冠状病毒疫苗，更是成为抑制全球新冠肺炎大流行的"胜利之钥"。

我们的使命是保障人类健康！

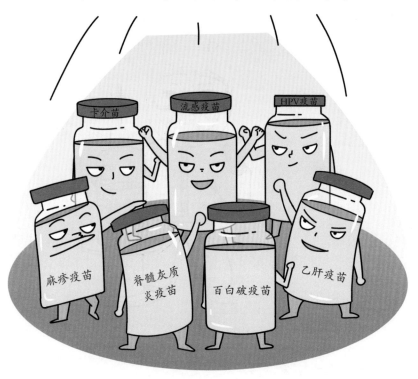

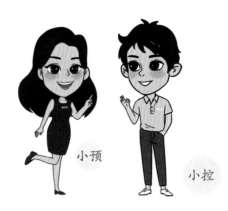

小预

小控

而疫苗之所以能取得如此辉煌的战果，正是通过刺激人体产生特异性抗体实现的，那么**癌症能不能通过疫苗来预防呢**？本篇，我们给大家讲讲疫苗与癌症的那些事儿。

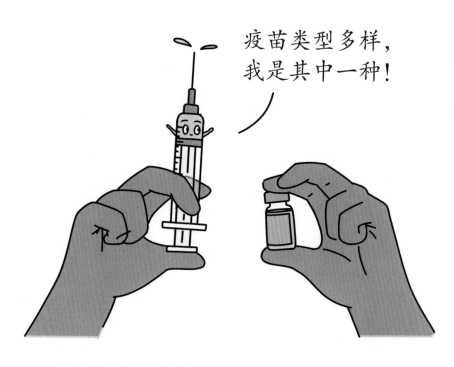

疫苗类型多样，
我是其中一种！

疫苗，按照技术类型可分为灭
活疫苗、减毒活疫苗、类毒素
疫苗、重组基因疫苗、病毒载
体疫苗、核酸（mRNA）疫苗等。

具体需要开发什么类型的疫苗，一般是由科学家根据不同病原体、免疫系统对病原体的反应，以及需要免疫的人群特点等因素综合考虑。

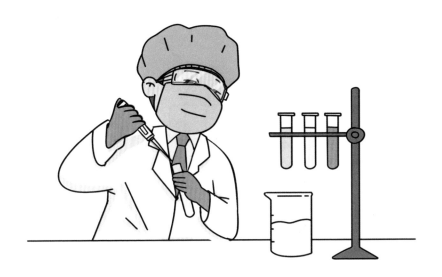

疫苗的成分主要包括抗原和疫苗佐剂，抗原可以是减毒或灭活的整个致病微生物，也可以是致病微生物的一部分。

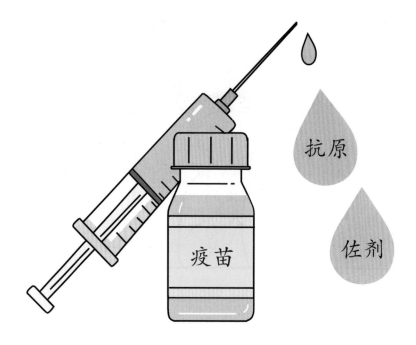

抗原

佐剂

疫苗

而疫苗接种就是训练人体自身的免疫系统，构筑对某特定病原微生物的抵御和应对能力，从而让人体在受到该病原微生物的侵袭时有更充足的准备。

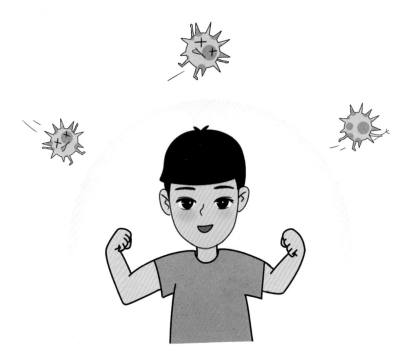

兄弟，冲啊！
拿下宫颈！

癌症能不能通过疫苗预防？

部分癌症可以通过疫苗预防！
例如人乳头瘤病毒（HPV）疫苗。
目前已知的与 HPV 有关的癌症
包括宫颈癌、外阴癌、阴道癌、
阴茎癌、肛门癌和口咽癌。

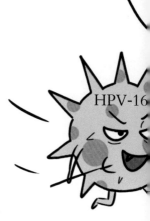

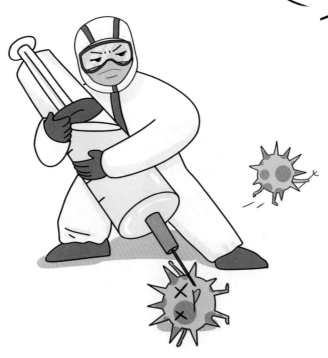

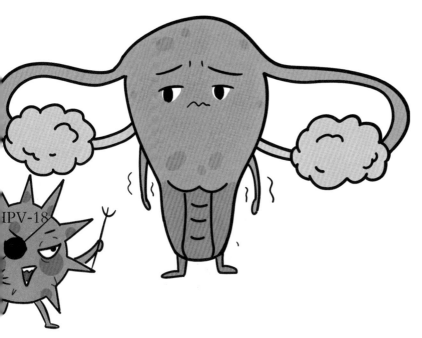

其中，宫颈癌与 HPV 关系最为密切，全球超过 70% 的宫颈癌病例与 HPV-16 和 HPV-18 两种亚型有关。

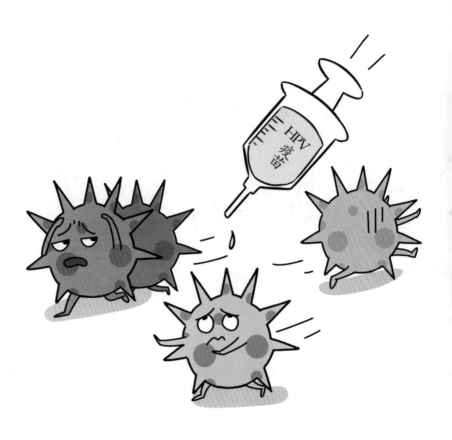

HPV 疫苗中的二价疫苗，就是
预防 HPV-16 和 HPV-18 这两种
亚型的疫苗；**四价疫苗**，则可
以预防 HPV-6、HPV-11、HPV-
16 和 HPV-18 四种亚型。

九价疫苗

还可以预防除四价疫苗所针对的 4 种亚型之外的 HPV-31、HPV-33、HPV-45、HPV-52 和 HPV-58 五种亚型。随着可预防的 HPV 亚型种类的增加，九价 HPV 疫苗可以预防大约 90% 的宫颈癌。

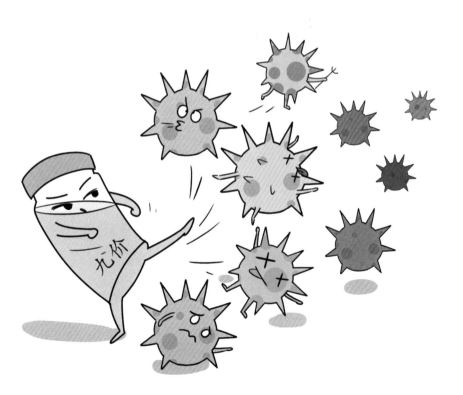

最近的科学研究表明，在接种 HPV 疫苗 5~8 年后，13~19 岁年轻女性的 HPV-16 和 HPV-18 两种病毒亚型的流行率下降了 83%。15~19 岁年轻女性生殖器疣的确诊率下降了 67%，15~19 岁年轻男性生殖器疣的确诊率下降了 48%。

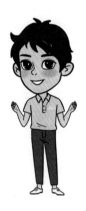

越来越多的数据证明了 HPV 疫苗的预防效果！

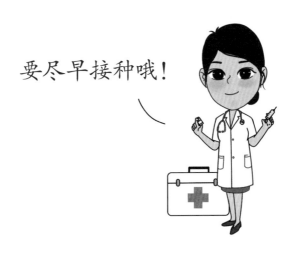

要尽早接种哦！

但是，我们仍要提醒大家，HPV疫苗对已经存在的感染没有治疗效果。且 HPV 感染的风险会随性行为经历的增加而逐渐升高，因此在第一次性行为开始之前接种 HPV 疫苗预防效果最好，**建议尽早接种**。

除 HPV 疫苗外，还有哪些疫苗可以预防或治疗癌症？

① 乙肝疫苗

有研究表明，乙型肝炎病毒（HBV）感染导致的慢性病毒性肝炎会增加感染者患肝癌的风险。通过接种乙肝疫苗能够预防乙型肝炎病毒感染，从而可能降低肝癌的发生风险。

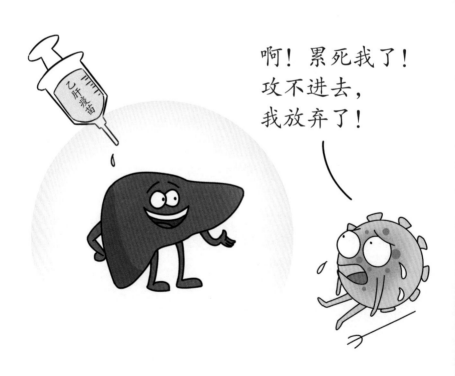

啊！累死我了！攻不进去，我放弃了！

② 治疗性疫苗

如，自体细胞免疫治疗疫苗 Provenge，用于治疗转移性去势抵抗性前列腺癌；Tice BCG（卡介苗），用于治疗膀胱原位癌及预防经尿道切除术后原发或复发的 Ta 和 T_1 期乳头状肿瘤。

我是治疗性疫苗，
一个专杀癌细胞的冷酷杀手！

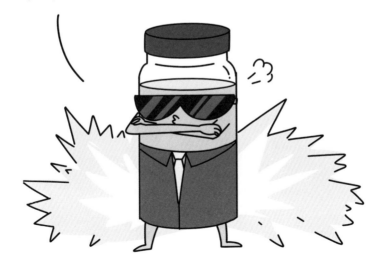

虽然目前可以预防和治疗癌症的疫苗还不多，但是我们相信，随着医学技术的不断进步，在不久的将来，会有更多疫苗能够用于预防和治疗癌症，为人类健康做出新的贡献。

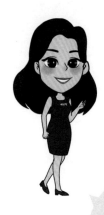

接种疫苗，预防传染病，降低癌症发病风险！

17

哪种辐射会
致癌？

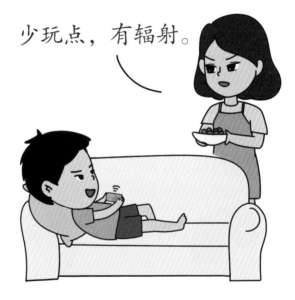

少玩点，有辐射。

提起辐射，似乎无处不在。比
如医院里的 X 线检查和 CT 检
查有辐射；再比如，太阳也有
辐射，甚至日常用的电视、手机、
微波炉等都有辐射。

因为"辐射"似乎总是和疾病
挂钩，尤其是"辐射致癌"的
说法更是深入大家脑海。很多
人谈"辐射"而色变。

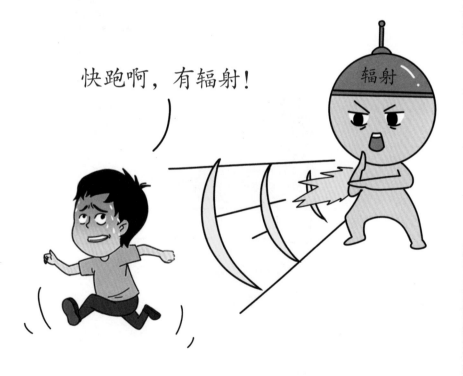

快跑啊，有辐射！

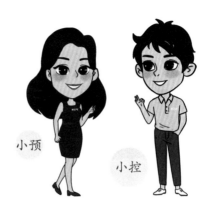

小预

小控

那么，问题来了：日常生活中那么多的辐射，真的都会导致癌症吗？本篇，我们给大家讲讲辐射和癌症的那些事儿。

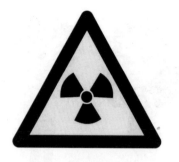

电离辐射

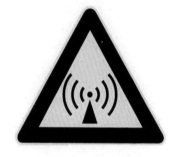

非电离辐射

辐射，按特性通常分为两类：
电离辐射和非电离辐射。下面，
我们就详细聊聊这两种辐射。

电离辐射

频率高，波长短，单位剂量能量大，能使电子从原子中脱离，从而损伤人体细胞和脱氧核糖核酸（DNA）结构，是公认的致癌物质。

嘿哈！波长短，能量大，说的就是我！

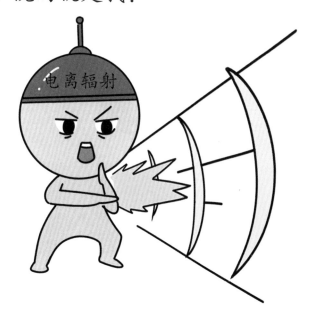

比如背景辐射、氡、医院常用的 X 线检查和 CT 检查等都属于电离辐射源。

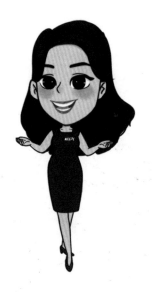

背景辐射影响微乎其微，
不会影响我倍儿棒的身体！

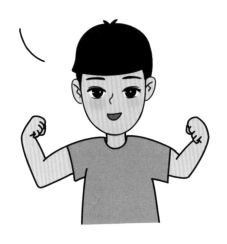

背景辐射包括宇宙射线，地表环境中的大气、水体、土壤、岩石中的放射性核素，以及生物体中含有的微量放射性核素。由于其剂量很低，对人体的影响基本可以忽略不计。

氡是一种存在于土壤和建筑中的放射性稀有气体，它无色无臭，但长期吸入会增加患肺癌的风险。因此，搬入新家或修建新建筑时，一定要检测氡是否超标。

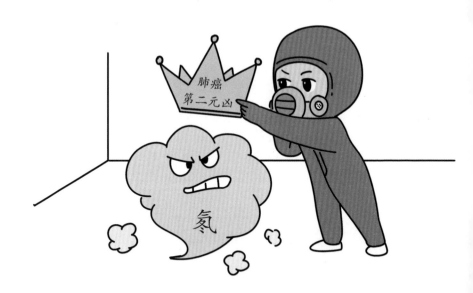

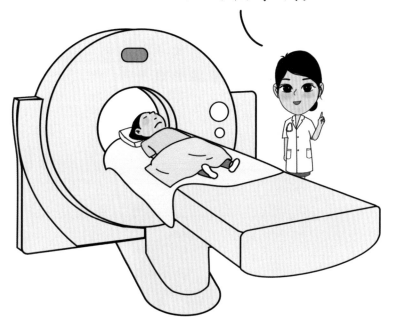

一定要严格听从
医生的指导哦！

医院使用的普通 CT 检查的辐射剂量大约是 X 线检查的 50 倍；即使是肺癌筛查所用的低剂量 CT，其辐射剂量也是胸部 X 线检查的大约 10 倍。这些影像学检查都存在一定量的电离辐射。因此，一定要严格听从医生的指导，必要时才做 X 线和 CT 检查，并在检查过程中做好防护措施。

以上就是大多数普通民众在日常生活中可能接触到的电离辐射。虽然电离辐射会致癌，但常见的电离辐射源都配备有先进的隔离保护系统和科学严格的管理规章制度，普通民众无需过于担心。

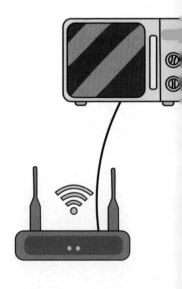

非电离辐射

波长较长，频率和能量都比较低，一般不会杀伤细胞或破坏DNA。比如太阳光中的紫外线、可见光，以及微波炉、WiFi、手机通话产生的微波等都属于非电离辐射。

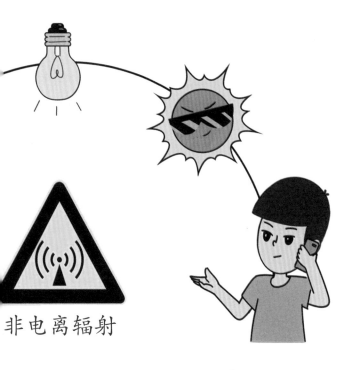

非电离辐射

微波炉和 WiFi 的辐射剂量很低，目前没有科学证据显示它们会致癌。手机辐射和癌症是否有关尚无定论。但是科学家建议大家：正确、合理地使用手机。

① 非必要的情况下不要沉迷于手机；
② 不使用（特别是睡觉）时，手机的放置应和人体保持一定距离；
③ 最好只在信号较强的时候使用手机。

我们应该正确看待手机的辐射，理性使用。

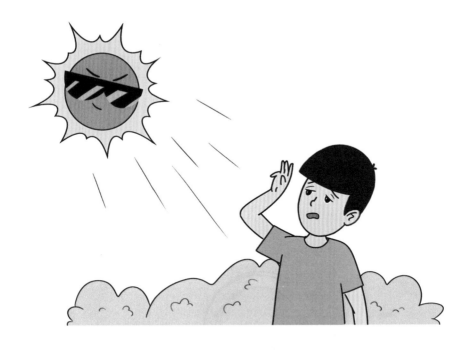

阳光中的紫外线，非常常见又极易被忽视，如果长时间暴露其中，会增加皮肤癌的风险。消毒杀菌用的紫外线，长时间照射也容易引起皮肤癌变。

2011 年，世界卫生组织国际癌症研究机构将所有类别的紫外线，都划分为 1 类致癌物，即已有充分证据确定的致癌物。

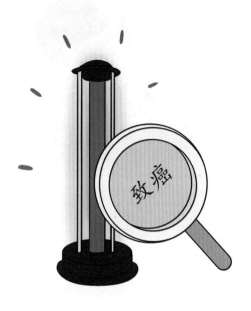

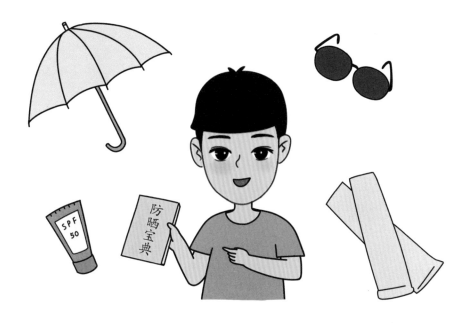

如何避免紫外线对健康造成的危害?

积极做好防晒工作,避免阳光长时间照射,比如合理使用防晒霜、携带遮阳伞、穿戴防晒袖等。特别要注意避开消毒杀菌的紫外线直射哦。

以上，就是目前已知的辐射与
癌症的关系，您都清楚了吗？

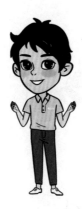

通过本篇的介绍，您是不是
又学到了有用的知识？

18

重金属
会致癌吗?

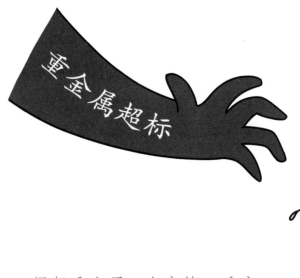

重金属超标

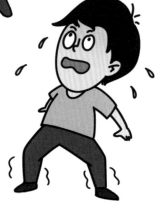

提起重金属,大家第一反应都是对健康有害,接触得太多会生病。

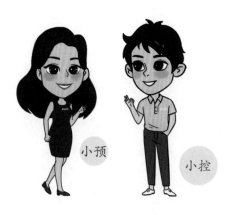

小预

小控

那么，你知道重金属对健康的危害是什么吗？我们又该怎样应对它的危害呢？本篇，就由我们给大家讲讲重金属与癌症的那些事儿。

想要弄清楚重金属的危害，首先要知道它是什么？重金属，即密度大于 4.5g/cm³ 的金属。

我们是常见的！

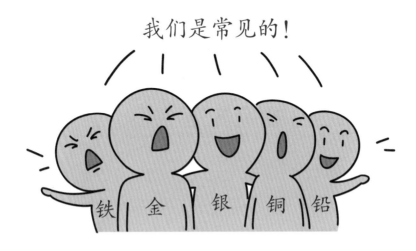

我们是相对不常见的！

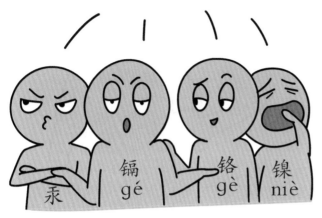

虽然同为重金属，但这些金属也有"好坏之分"。"好"的金属如铜、铁、锌等，就是人体必需的微量元素，我们有时甚至需要适量补充。

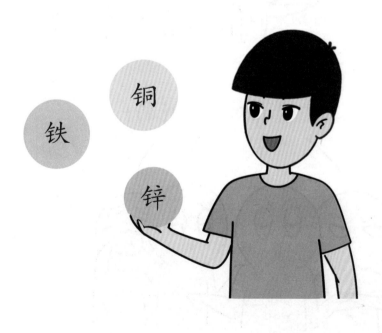

我们是得力"好帮手"！

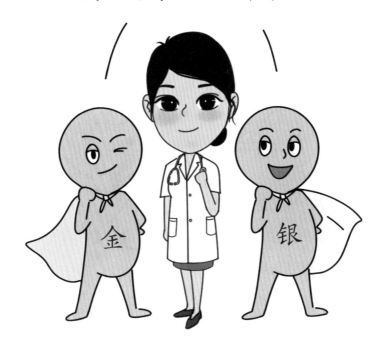

还有金和银等自身性质非常稳定的金属，可被用于制造生物医用材料，安置于人体内，帮助患者恢复健康，也是医生的"好帮手"。

中了我的毒，看你能坚持到几时！

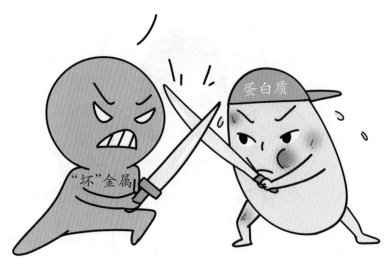

"坏"的金属如汞、镉、铬、铅、镍及类金属砷等，它们在人体内会和蛋白质发生强烈的相互作用，使蛋白质失去活性，产生急性中毒；它们也会蓄积在某些器官中，造成慢性中毒。

目前，世界卫生组织国际癌症研究机构已将镉（gé）、铬（gè）、镍（niè）、砷（shēn）确认为1类致癌物，将铅和汞列为2类致癌物。

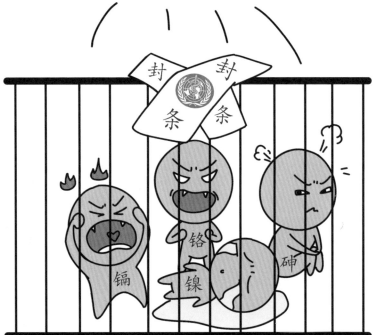

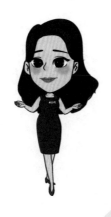

研究表明，长期暴露于这些重金属会增加接触者患肺癌、肾癌、膀胱癌、皮肤癌、前列腺癌等癌症的风险。

开门啊！
我是小金！

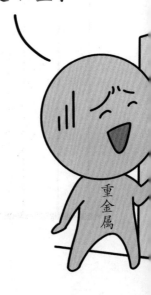

重金属

如何降低重金属致癌的风险呢？

我们建议，从重金属的来源入手，减少接触重金属，进而预防癌症。

我认得你，
你是"坏蛋"，快走开！

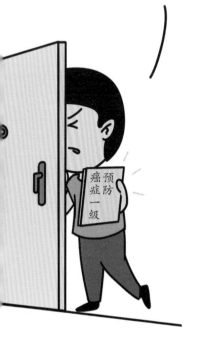

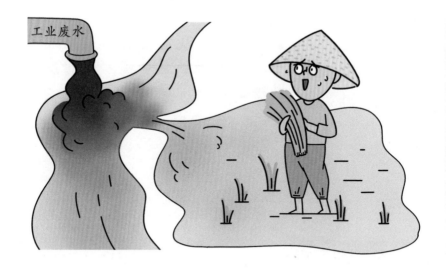

来源一：企业的不当排放
企业应该严格按照生产规范运作，减少排放废水和废气中的污染成分。

来源二：食物

食物中的重金属主要来自其生长的土壤或水域环境中的重金属污染物，容易富集重金属的食物主要有动物内脏、海产品等。因此，建议大家食用时注意食物来源，尽量做到饮食多样化。

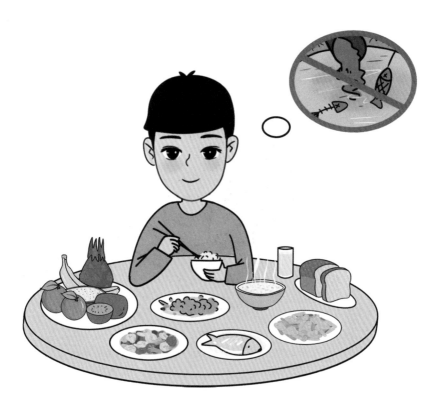

来源三：污染的空气以及烟草

我们需要合理规避空气污染的影响，例如，空气质量不好时可以在家中使用空气净化器净化空气，雾霾天气减少不必要出行，必须外出时戴好口罩。同时，减少吸烟以及远离二手烟。

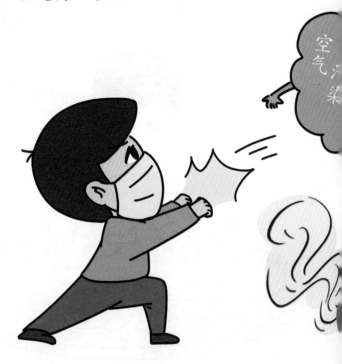

要选择正规渠道品牌，
避免使用劣质化妆品哦！

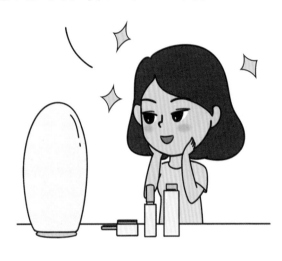

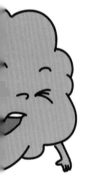

来源四：日化产品

质量低劣的化妆品，其重金属
含量往往超标，这些重金属经
皮肤吸收会在体内累积，进而
引起一系列健康问题，甚至致
癌。因此，建议大家从正规渠
道选择日化产品。

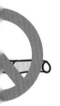

看到这里，您明白重金属的危害了吗？您学会防范重金属危害的方法了吗？

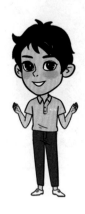

远离有害重金属，
远离癌症。

19

环境化学物质和癌症的关系是什么?

提起环境污染，您可能会想到:

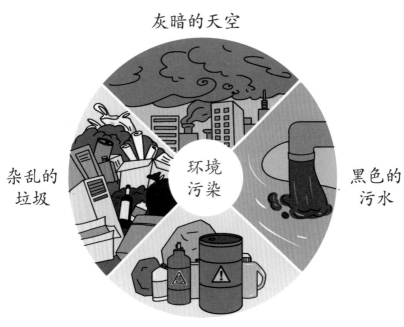

灰暗的天空

杂乱的垃圾

黑色的污水

重金属和有机化学试剂

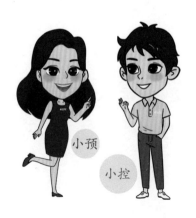

小预

小控

很多人都知道环境污染物中有致癌的化学物质，本篇，我们就来聊聊环境污染物中的致癌化学物质到底有哪些？

目前，已有超过120种单个化学物质或混合化学物质被世界卫生组织国际癌症研究机构确认为1类致癌物或2A类致癌物。

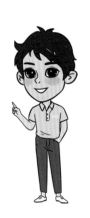

这里和大家讨论的化学物质不包括来自吸烟和空气污染的致癌物，有其他的章节专门讨论它们和癌症的关系。

1类和 2A 类致癌化学物质分别有哪些?

目前已明确的 1 类致癌化学物质或化学混合物有 50 多种，包括：氯乙烯、1,2- 二氯丙烷、三氯乙烯、4- 氨基联苯、联苯胺、萘氮芥、环磷酰胺、2- 萘胺、邻甲苯胺、双氯甲基醚、长春新碱、二氯二乙硫醚、多氯联苯、苯、1,3- 丁二烯、苯丁酸氮芥、甲醛、环氧乙烷、γ- 六氯环己烷、五氯苯酚，等等。

这是我们 1 类家族成员！

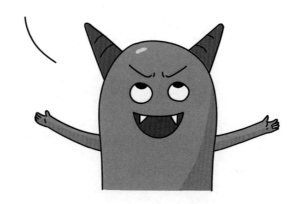

虽然我是 2A 类，
但成员更是壮大！

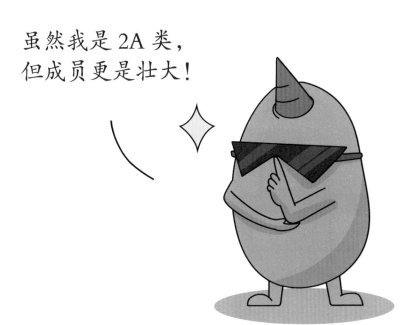

目前已确认的 2A 类致癌化学物质或化学混合物超过 70 种，包括：苯乙烯、甲基丙烯酸缩水甘油酯、丙烯酰胺、四氯乙烯、丙烯醛、双对氯苯基三氯乙烷（DDT）、多溴联苯、N-亚硝基-N-乙基脲、沥青，等等。

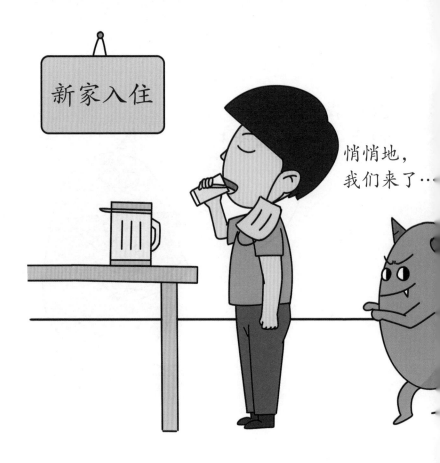

看到这里，大家一定会困惑，可以致癌的化学物质这么多，有些甚至连名字都没听过，我们平时是怎么接触到它们的呢？

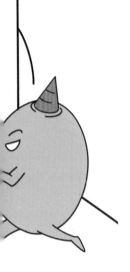

第一，职业暴露。
很多可致癌化学物质都是在某些特定的工作场所出现的，因此，我们提醒大家，尤其是从事的职业可能会接触相关致癌物的工作人员，一定要严格遵守职业防护规定。

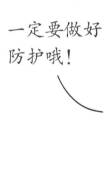

一定要做好
防护哦！

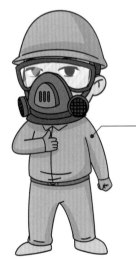

防护
工作服

同时，下班后请及时更换衣服、洗手或洗澡，这样既能减少自身暴露，又可避免将职业环境中的致癌物质带回家或带到其他公共场所。

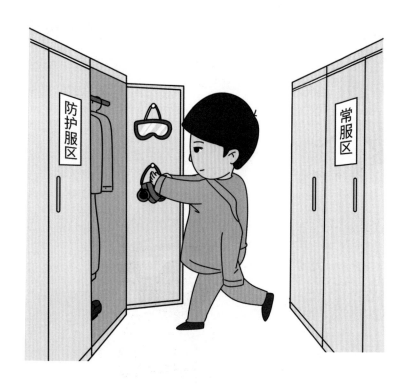

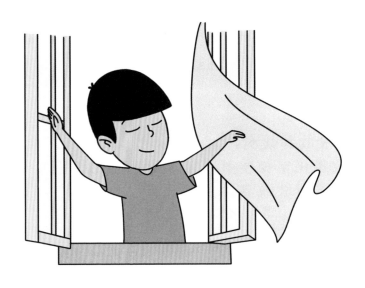

第二，居家装修。

很多装修材料中含有挥发性致癌化学物质，如甲醛、苯等。因此，建议大家尽量选择绿色环保的装修材料，而且，新装修好的房间一定要注意多通风换气。

第三，食物和饮水。
某些致癌化学物质有可能通过
企业不当排放或自然灾害污染
土地或水源，导致食物或饮用
水被污染。

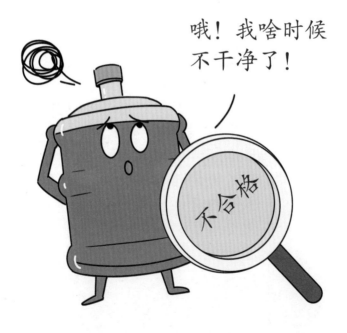

哦！我啥时候
不干净了！

不合格

因此，建议大家保持食物摄入的多样性，这样可以减少对可能的特定污染物质的暴露；在食用水果蔬菜前要仔细清洗，避免摄入残留的农药。

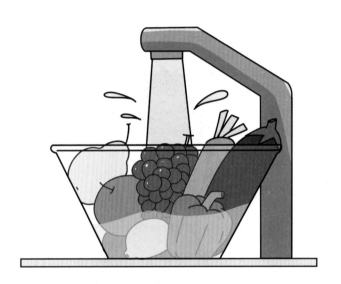

烧烤和腌制食品也会产生致癌化学物，应尽量少吃；此外，还有一些食物本身就是致癌物，甚至是 1 类致癌物，如槟榔果及槟榔嚼块等致癌食物，更应该减少或避免食用。

烧烤虽美味，
但要少吃哦！

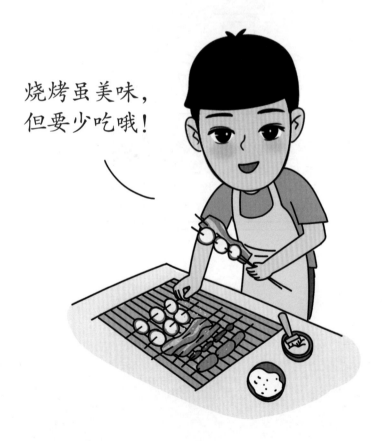

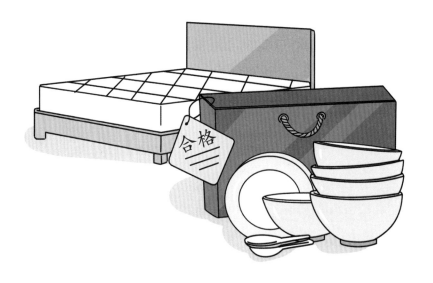

除以上三个途径外，有些家庭日用产品中也可能含有少量致癌物质，如劣质仿瓷碗、用含化学致癌物质的有害材料填充的床垫等。因此，建议大家尽量选购正规厂家经过严格质量检验的产品。

环境化学污染物的致癌机制错综复杂，其致癌性与我们接触它们的**浓度、频率、持续时间**等都有关系，并不是只要沾上一点环境化学致癌物就一定会致癌，大家也不必太过于恐慌。我们在日常生活中只要注意自身防护，有意识地减少接触已知的环境化学致癌物，就可以在很大程度上避免它们损害我们的健康。

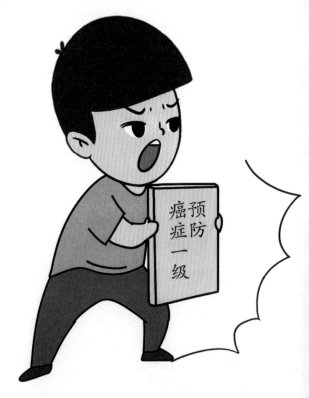

最后，要提醒大家，环境化学污染物致癌性的科学研究是一个不懈探索且持续更新的过程，并不是避开上述已知的环境化学致癌物就一定安全了。因此，请多多关注我们，我们会为大家及时跟进新确认的环境化学致癌物。

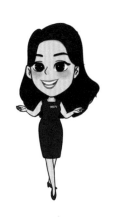

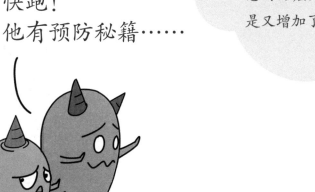

通过本篇的讲解，您的防癌知识是不是又增加了呢?

快跑!
他有预防秘籍……

20 空气污染和癌症有关系吗？

经过近年来我国大力开展的一系列空气污染治理工作，全国多地的空气质量已大有改善。但是，重度污染，尤其是北方秋冬季节的重污染天气仍时有发生，且对人体健康有一定影响。

冬季来了，空气污染也来了！

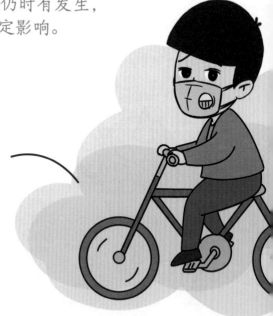

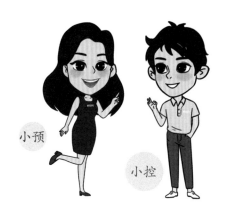

小预

小控

那么，空气污染中有哪些有害健康的物质？这些物质能否增加罹患癌症的风险？本篇，由我们给大家讲讲**空气污染与癌症**的那些事儿。

说到空气污染，必须要知道它的来源。空气污染的来源多种多样，污染物成分十分复杂，主要包括工业活动、能源生产、交通运输、农业畜牧、生活排放（包括取暖、吸烟等）。当然，自然灾害中的火山喷发、森林大火等也是空气污染的来源。

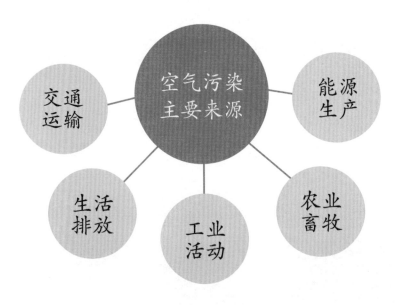

这些来源中，主要的空气污染物有两类：

① 直接污染物，就是直接排放到大气中的污染物。主要包括：二氧化硫（SO_2）、氮氧化物（NO_x）、一氧化碳（CO）、挥发性有机化合物（VOCs）以及颗粒物。

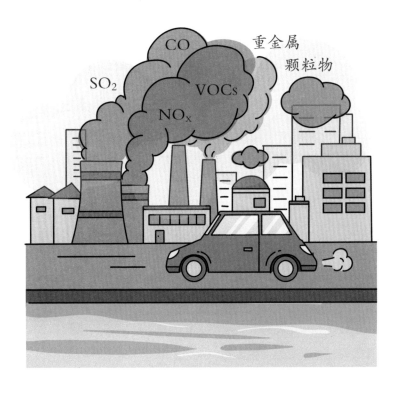

② 间接污染物，就是直接污染物在大气环境中演变而成的有害物质。主要包括：臭氧、硫酸颗粒、硝酸盐气溶胶等。

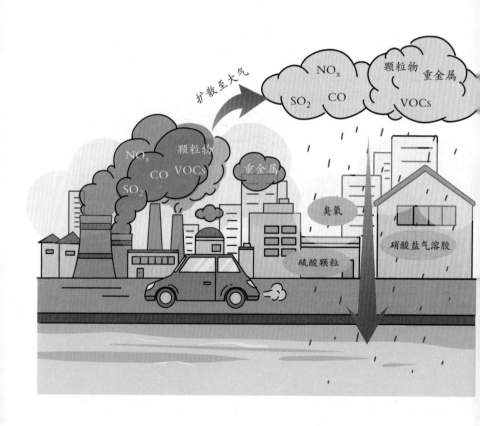

衡量可吸入颗粒物总质量浓度：

PM10（2.5 微米 < 直径 ≤ 10 微米）

衡量细颗粒物总质量浓度：

PM2.5（0.1 微米 < 直径 ≤ 2.5 微米）

PM10 和 PM2.5 都可以随呼吸

进入人体并沉积在呼吸道。

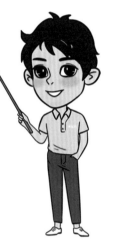

其中，颗粒物是主要的空气污染物之一，这些颗粒物中含有大量有害化学物质和重金属，其中有些就属于致癌物。

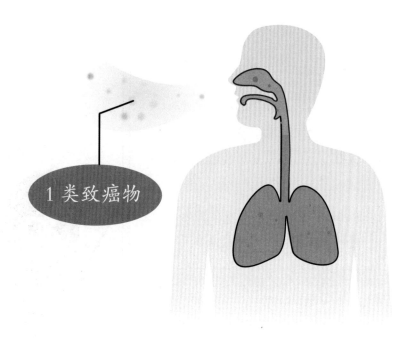

空气污染，尤其是含颗粒物的
室外空气污染已被世界卫生组
织国际癌症研究机构明确列为
1类致癌物，与肺癌高度相关。

同时，室内烧煤产生的排放物也被确认为 1 类致癌物，与肺癌有关；室内燃烧生物质燃料（主要是木材）产生的排放物则被认定为 2A 类致癌物。不仅是肺癌，已有研究发现，空气污染可能还与膀胱癌和乳腺癌等多种癌症有关。

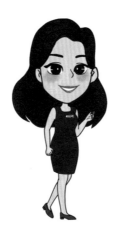
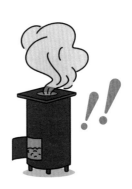

室内烧煤时如果通风不畅，排放的气体还可能导致一氧化碳中毒！

空气污染致癌的机制是什么呢？

目前研究表明，空气污染物中的致癌物可以直接或间接导致许多分子层面的改变，比如可以与脱氧核糖核酸（DNA）结合产生 DNA 加合物，导致基因突变，使抑癌基因失活或使致癌基因被激活。

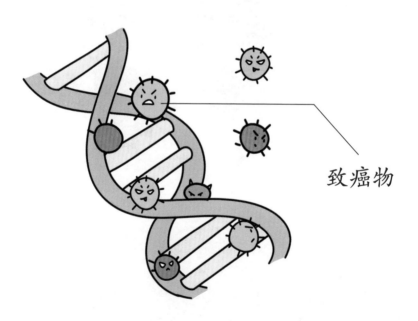

致癌物

空气污染也可以通过表观遗传学途径促使基因表达异常，还可以诱导细胞异常增殖等。

我怎么了？
怎么突然分裂
了这么多！

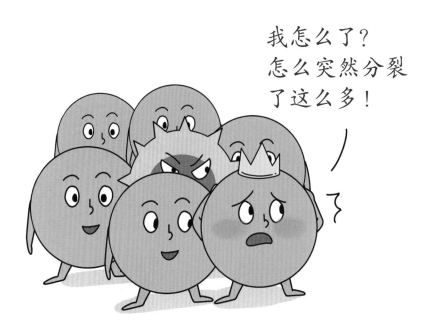

日常生活中应如何防范空气污染呢?

室外污染

室外空气污染严重时, 应尽量避免外出。如必须外出, 一定戴好口罩, 并尽可能缩短在室外的时间。

咳咳,
污染太严重了,
得赶紧往回走!

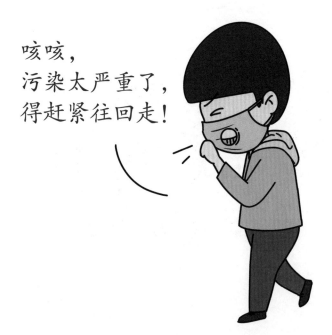

室内污染

① 保持室内干净。每周至少吸
尘 1~2 次；定期清洁被褥、窗
帘等；不要堆积杂物。

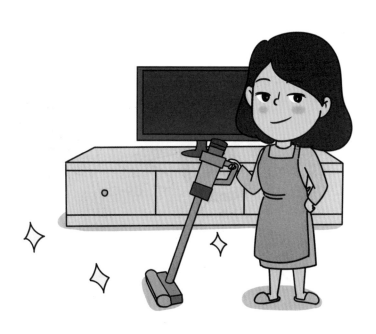

② 控制污染源。不要在室内吸烟，尽量使用清洁能源（如天然气、电等）做饭或供暖，做饭时要开启抽油烟机。

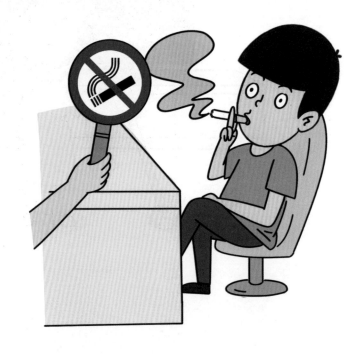

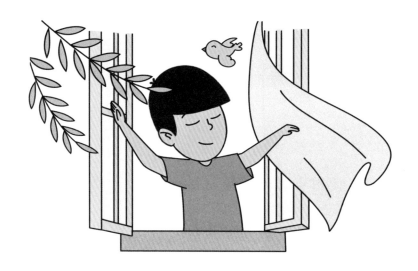

③ 增加通风。在天气允许的情况下，打开窗户通风，但切忌在室外空气污染严重时通风。

④ 使用空气净化装置。根据您想要去除的污染物选择合适的装置，同时要注意及时更换过滤网。

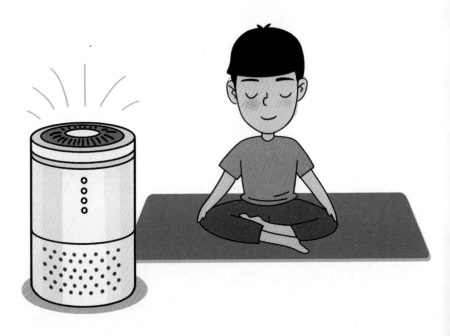

⑤ 保持适宜的空气湿度。保持
空气湿度为 30%~50%，有助于
抑制真菌生长。

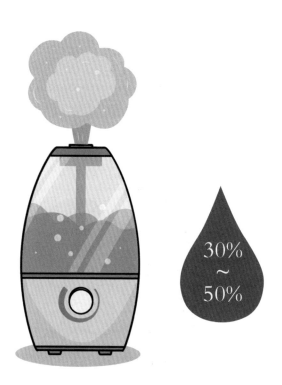

⑥ 植物。摆放一些阔叶绿植，
可以起到净化室内空气的作用。

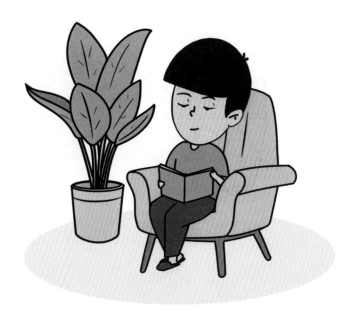

随着我国及世界其他国家的共同治理，我们相信，空气污染必将得到逐步改善。与此同时，我们个人也要尽量做好防护，减少室内污染，减轻空气污染对健康造成的损害，降低癌症发生的风险。

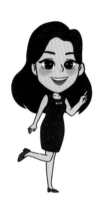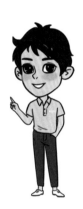

防癌科普到这里就告一段落了，知行合一，希望大家能将学习到的癌症一级预防知识落实到生活中的每一天！

主要参考文献

［1］ 健康中国行动——癌症防治实施方案（2019—2022 年）［EB/OL］.（2019-09-23）［2021-11-04］. http://www.nhc.gov.cn/jkj/s5878/201909/2cb5dfb5d4f8 4f8881897e232b376b60.shtml.

［2］ 刘珏, 刘民. 我国实现 WHO 2030 消除乙型肝炎目标的进展与挑战［J］. 中华流行病学杂志, 2019, 40（6）: 605-609.

［3］ 中国营养学会. 中国居民膳食指南科学研究报告（2021）［EB/OL］.（2021-03-11）［2021-11-04］. http://www.chinanutri.cn/yyjkzxpt/yyjkkpzx/yytsg/zgjm/.

［4］ 中国营养学会. 中国居民膳食指南（2016）［EB/OL］.（2016-05-13）［2021-11-04］. http://dg.cnsoc.org/article/2016b.html.

［5］ 中国医药保健品进出口商会膳食营养补充剂专业委员会. 中国膳食营养补充剂行业发展报告（2020）［EB/OL］.（2020-07-06）［2021-11-04］. http://www.cccmhpie.org.cn/Pub/1445/176517.shtml.

［6］ 中华人民共和国国家卫生健康委员会. 中国居民膳食营养素参考摄入量［EB/OL］.（2018-05-23）［2021-11-04］. http://www.nhc.gov.cn/wjw/yingyang/201805/f2c614be95fe41dba8123c23a6e6fb55.shtml.

［7］ 中华医学会糖尿病学分会. 中国 2 型糖尿病防治指南（2020 年版）［J］. 中华糖尿病杂志, 2021, 13（4）: 317-411.

［8］ ALICANDRO G, TAVANI A, LA VECCHIA C. Coffee and cancer risk: a summary overview［J］. Eur J Cancer Prev, 2017, 26（5）: 424-432.

［9］ American Cancer Society. Cancer Facts & Figures 2021［M］. Atlanta: American Cancer Society, 2021.

［10］ American Cancer Society. Dietary supplements: What is safe?［EB/OL］.［2021-11-04］. https://www.cancer.org/treatment/treatments-and-side-effects/complementary-and-alternative-medicine/dietary-supplements.html.

［11］ American Diabetes Association. Know the Diabetes-Cancer Link［EB/OL］.［2021-09-29］. https://www.diabetes.org/diabetes-risk/prevention/diabetes-and-cancer.

［12］ BERTRAM J S. The molecular biology of cancer［J］. Mol Aspects Med, 2000, 21（6）: 167-223.

［13］ BLOT W J, XU Z Y, BOICE J D Jr, et al. Indoor radon and lung cancer in China［J］. J Natl Cancer Inst, 1990, 82（12）: 1025-1030.

［14］ BROWN L M. Helicobacter pylori: epidemiology and routes of transmission［J］. Epidemiol Rev, 2000, 22（2）: 283-297.

[15]   CABRERA C, ARTACHO R, GIMÉNEZ R. Beneficial effects of green tea--a review [J] . J Am Coll Nutr, 2006, 25 (2) : 79-99.

[16]   CABRERA C, GIMÉNEZ R, LÓPEZ M C. Determination of tea components with antioxidant activity [J] . J Agric Food Chem, 2003, 51 (15) : 4427-4435.

[17]   CAO Y, WILLETT W C, RIMM E B, et al. Light to moderate intake of alcohol, drinking patterns, and risk of cancer: results from two prospective US cohort studies [J] . BMJ, 2015, 351: h4238.

[18]   CHEN T, HEDMAN L, MATTILA P S, et al. Serological evidence of Merkel cell polyomavirus primary infections in childhood [J] . J Clin Virol, 2011, 50 (2) : 125-129.

[19]   COHEN S, Janicki-Deverts D, Miller G E. Psychological stress and disease[J]. JAMA, 2007, 298 (14) : 1685-1687.

[20]   DE MARTEL C, PLUMMER M, VIGNAT J, et al. Worldwide burden of cancer attributable to HPV by site, country and HPV type [J] . Int J Cancer, 2017, 141 (4) : 664-670.

[21]   DROLET M, BÉNARD É, BOILY M C, et al. Population-level impact and herd effects following human papillomavirus vaccination programmes: a systematic review and meta-analysis [J] . Lancet Infect Dis, 2015, 15 (5) : 565-580.

[22]   DUBROW R, SILVERBERG M J, PARK L S, et al. HIV infection, aging, and immune function: implications for cancer risk and prevention [J] . Curr Opin Oncol, 2012, 24 (5) : 506-516.

[23]   ELMETS C A, SINGH D, TUBESING K, et al. Cutaneous photoprotection from ultraviolet injury by green tea polyphenols [J] . J Am Acad Dermatol, 2001, 44 (3) : 425-432.

[24]   ENGELS E A, ATKINSON J O, GRAUBARD B I, et al. Risk factors for human herpesvirus 8 infection among adults in the United States and evidence for sexual transmission [J] . J Infect Dis, 2007, 196 (2) : 199-207.

[25]   ENGIN A. Obesity-associated Breast Cancer: Analysis of risk factors [J] . Adv Exp Med Biol, 2017, 960: 571-606.

[26]   FARRELL P J. Epstein-Barr virus and cancer [J] . Annu Rev Pathol, 2019, 14: 29-53.

[27]   FILIPPINI T, HATCH E E, ROTHMAN K J, et al. Association between outdoor air pollution and childhood leukemia: a systematic review and dose-response meta-analysis [J] . Environ Health Perspect, 2019, 127 (4) : 46002.

[28]   GBD 2019 Tobacco Collaborators. Spatial, temporal, and demographic patterns in prevalence of smoking tobacco use and attributable disease burden in 204 countries and territories, 1990-2019: a systematic analysis from the Global Burden of Disease Study 2019 [J] . Lancet, 2021, 397 (10292) : 2337-2360.

[29]   GODERSKA K, AGUDO PENA S, ALARCON T. Helicobacter pylori treatment: antibiotics or probiotics [J] . Appl Microbiol Biotechnol, 2018, 102 (1) : 1-7.

[30]   GRULICH A E, VAN LEEUWEN M T, FALSTER M O, et al. Incidence of cancers in people with HIV/AIDS compared with immunosuppressed transplant

recipients: a meta-analysis [J] . Lancet, 2007, 370 (9581) : 59-67.

[31] GUO H, CHANG Z, WU J, et al. Air pollution and lung cancer incidence in China: Who are faced with a greater effect? [J] . Environ Int, 2019, 132: 105077.

[32] GUTHOLD R, STEVENS G A, RILEY L M, et al. Worldwide trends in insufficient physical activity from 2001 to 2016: a pooled analysis of 358 population-based surveys with 1.9 million participants [J] . The Lancet Glob Health, 2018, 6 (10) : e1077-e1086.

[33] HARVIE M. Nutritional supplements and cancer: potential benefits and proven harms [J] . Am Soc Clin Oncol Educ Book, 2014: e478-e486.

[34] HENNING S M, NIU Y, LEE N H, et al. Bioavailability and antioxidant activity of tea flavanols after consumption of green tea, black tea, or a green tea extract supplement [J] . Am J Clin Nutr, 2004, 80 (6) : 1558-1564.

[35] HERNANDEZ-RAMIREZ R U, SHIELS M S, DUBROW R, et al. Cancer risk in HIV-infected people in the USA from 1996 to 2012: a population-based, registry-linkage study [J] . Lancet HIV, 2017, 4 (11) : e495-e504.

[36] HERMA W H. The Global Burden of Diabetes: An Overview//DAGOGO-JACK S. Diabetes Mellitus in Developing Countries and Underserved Communities [M] . Cham: Springer, 2017: 1-5.

[37] HOWLADER N, NOONE A M, KRAPCHO M, et al. SEER Cancer Statistics Review, 1975-2017, National Cancer Institute. Bethesda: National Cancer Institute, 2020. [2021-06-15] . https://seer.cancer.gov/csr/1975_2017/.

[38] IARC Working Group on the Evaluation of Carcinogenic Risks to Humans. Alcohol Consumption and Ethyl Carbamate [M] . Lyon: International Agency for Research on Cancer, 2010.

[39] IARC Working Group on the Evaluation of Carcinogenic Risks to Humans. Acrolein, Crotonaldehyde, and Arecoline (Acrolein only) [M] . Lyon: International Agency for Research on Cancer, 2021.

[40] IARC Working Group on the Evaluation of Carcinogenic Risks to Humans. Arsenic, Metals, Fibres, and Dusts [M] . Lyon: International Agency for Research on Cancer, 2012.

[41] IARC Working Group on the Evaluation of Carcinogenic Risks to Humans. Benzene [M] . Lyon: International Agency for Research on Cancer, 2018.

[42] IARC Working Group on the Evaluation of Carcinogenic Risks to Humans. Biological Agents [M] . Lyon: International Agency for Research on Cancer, 2012.

[43] IARC Working Group on the Evaluation of Carcinogenic Risks to Humans. Bitumens and Bitumen Emissions, and some N- and S-Heterocyclic Aromatic Hydrocarbons [M] . Lyon: International Agency for Research on Cancer, 2013.

[44] IARC Working Group on the Evaluation of Carcinogenic Risks to Humans. Chemical Agents and Related Occupations [M] . Lyon: International Agency for Research on Cancer, 2012.

[45] IARC Working Group on the Evaluation of Carcinogenic Risks to Humans.

Chromium, Nickel and Welding [M]. Lyon: International Agency for Research on Cancer, 1990.

[46] IARC Working Group on the Evaluation of Carcinogenic Risks to Humans. Diesel and Gasoline Engine Exhausts and Some Nitroarenes [M]. Lyon: International Agency for Research on Cancer, 2013.

[47] IARC Working Group on the Evaluation of Carcinogenic Risks to Humans. Epstein-Barr Virus and Kaposi's Sarcoma Herpesvirus/Human Herpesvirus 8 [M]. Lyon: International Agency for Research on Cancer, 1997.

[48] IARC Working Group on the Evaluation of Carcinogenic Risks to Humans. Human Immunodeficiency Viruses and Human T-cell Lymphotropic Viruses [M]. Lyon: International Agency for Research on Cancer, 1996.

[49] IARC Working Group on the Evaluation of Carcinogenic Risks to Humans. Human Papillomaviruses [M]. Lyon: International Agency for Research on Cancer, 2007.

[50] IARC Working Group on the Evaluation of Carcinogenic Risks to Humans. Isobutyl Nitrite, β-Picoline, and Some Acrylates [M]. Lyon: International Agency for Research on Cancer, 2019.

[51] IARC Working Group on the Evaluation of Carcinogenic Risks to Humans. Malaria and Some Polyomaviruses (SV40, BK, JC, and Merkel Cell Viruses) [M]. Lyon: International Agency for Research on Cancer, 2013.

[52] IARC Working Group on the Evaluation of Carcinogenic Risks to Humans. Man-made Mineral Fibres and Radon [M]. Lyon: International Agency for Research on Cancer, 1988.

[53] IARC Working Group on the Evaluation of Carcinogenic Risks to Humans. Night Shift Work [M]. Lyon: International Agency for Research on Cancer, 2020.

[54] IARC Working Group on the Evaluation of Carcinogenic Risks to Humans. Non-ionizing Radiation, Part 2: Radiofrequency Electromagnetic Fields [M]. Lyon: International Agency for Research on Cancer, 2013.

[55] IARC Working Group on the Evaluation of Carcinogenic Risks to Humans. Outdoor Air Pollution [M]. Lyon: International Agency for Research on Cancer, 2016.

[56] IARC Working Group on the Evaluation of Carcinogenic Risks to Humans. Overall Evaluations of Carcinogenicity: An Updating of IARC Monographs Volumes 1-42 [M]. Lyon: International Agency for Research on Cancer, 1987.

[57] IARC Working Group on the Evaluation of Carcinogenic Risks to Humans. Pentachlorophenol and Some Related Compounds [M]. Lyon: International Agency for Research on Cancer, 2019.

[58] IARC Working Group on the Evaluation of Carcinogenic Risks to Humans. Personal Habits and Indoor Combustions [M]. Lyon: International Agency for Research on Cancer, 2012.

[59] IARC Working Group on the Evaluation of Carcinogenic Risks to Humans. Polychlorinated Biphenyls and Polybrominated Biphenyls [M]. Lyon:

International Agency for Research on Cancer, 2015.

[60] IARC Working Group on the Evaluation of Carcinogenic Risks to Humans. Radiation [M]. Lyon: International Agency for Research on Cancer, 2012.

[61] IARC Working Group on the Evaluation of Carcinogenic Risks to Humans. Red Meat and Processed Meat [M]. Lyon: International Agency for Research on Cancer, 2018.

[62] IARC Working Group on the Evaluation of Carcinogenic Risks to Humans. Some Aromatic Amines and Related Compounds [M]. Lyon: International Agency for Research on Cancer, 2021.

[63] IARC Working Group on the Evaluation of Carcinogenic Risks to Humans. Some Chemicals Used as Solvents and in Polymer Manufacture [M]. Lyon: International Agency for Research on Cancer, 2017.

[64] IARC Working Group on the Evaluation of Carcinogenic Risks to Humans. Some Industrial Chemicals [M]. Lyon: International Agency for Research on Cancer, 1994.

[65] IARC Working Group on the Evaluation of Carcinogenic Risks to Humans. Some Organophosphate Insecticides and Herbicides [M]. Lyon: International Agency for Research on Cancer, 2017.

[66] IARC Working Group on the Evaluation of Carcinogenic Risks to Humans. Some Chemicals Present in Industrial and Consumer Products, Food and Drinking-water [M]. Lyon: International Agency for Research on Cancer, 2012.

[67] IARC Working Group on the Evaluation of Carcinogenic Risks to Humans. Some Nitrobenzenes and Other Industrial Chemicals [M]. Lyon: International Agency for Research on Cancer, 2020.

[68] IARC Working Group on the Evaluation of Carcinogenic Risks to Humans. Styrene, Styrene-7,8-oxide, and Quinolin [M]. Lyon: International Agency for Research on Cancer, 2019.

[69] IARC Working Group on the Evaluation of Carcinogenic Risks to Humans. Trichloroethylene, Tetrachloroethylene, and Some Other Chlorinated Agents [M]. Lyon: International Agency for Research on Cancer, 2014.

[70] IARC Working Group on the Evaluation of Carcinogenic Risks to Humans. Welding, Molybdenum Trioxide, and Indium Tin Oxide [M]. Lyon: International Agency for Research on Cancer, 2018.

[71] KEY T J, BRADBURY K E, PEREZ-CORNAGO A, et al. Diet, nutrition, and cancer risk: what do we know and what is the way forward? [J]. BMJ, 2020, 368: m511.

[72] KISELY S, CROWE E, LAWRENCE D. Cancer-related mortality in people with mental illness [J]. JAMA Psychiatry, 2013, 70 (2) : 209-217.

[73] LAMBERT J D, YANG C S. Mechanisms of cancer prevention by tea constituents [J]. J Nutr, 2003, 133 (10) : 3262S-3267S.

[74] MASRI S, SASSONE-CORSI P. The emerging link between cancer, metabolism, and circadian rhythms [J]. Nat Med, 2018, 24 (12) : 1795-1803.

[75]   Mayo Clinic. Stress relievers: tips to tame stress [EB/OL] . (2021-03-18) [2021-07-25] . https://www.mayoclinic.org/healthy-lifestyle/stress-management/in-depth/stress-relievers/art-20047257.

[76]   MOORE S C, LEE I M, WEIDERPASS E, et al. Association of Leisure-Time Physical Activity With Risk of 26 Types of Cancer in 1.44 Million Adults [J] . JAMA Intern Med, 2016, 176 (6) : 816-825.

[77]   MORK J, LIE A K, GLATTRE E, et al. Human papillomavirus infection as a risk factor for squamous-cell carcinoma of the head and neck [J] . N Engl J Med, 2001, 344 (15) : 1125-1131.

[78]   MUKHTAR H, AHMAD N. Tea polyphenols: prevention of cancer and optimizing health [J] . Am J Clin Nutr, 2000, 71 (6 Suppl) : 1698S-1702S.

[79]   MUNSELL M F, SPRAGUE B L, BERRY D A, et al. Body mass index and breast cancer risk according to postmenopausal estrogen-progestin use and hormone receptor status [J] . Epidemiol Rev, 2014, 36 (1) : 114-136.

[80]   National Cancer Institute. The Genetics of Cancer [EB/OL] . (2017-10-12) [2021-06-15] . https://www.cancer.gov/about-cancer/causes-prevention/genetics.

[81]   National Heart, Lung, and Blood Institute. Your Guide to Healthy Sleep [EB/OL] . [2021-09-30] . https://www.nhlbi.nih.gov/files/docs/public/sleep/healthysleepfs.pdf.

[82]   National Institutes of Health. Dietary Supplement Fact Sheets [EB/OL] . [2021-11-04] . https://ods.od.nih.gov/factsheets/list-all/.

[83]   PEARSON-STUTTARD J, PAPADIMITRIOU N, MARKOZANNES G, et al. Type 2 Diabetes and Cancer: An Umbrella Review of Observational and Mendelian Randomization Studies [J] . Cancer Epidemiol Biomarkers Prev, 2021, 30 (6) : 1218-1228.

[84]   PLOTKIN S A. Vaccines: past, present and future [J] . Nat Med, 2005, 11 (4 Suppl) : S5-S11.

[85]   POIESZ B J, PAPSIDERO L D, EHRLICH G, et al. Prevalence of HTLV-I-associated T-cell lymphoma [J] . Am J Hematol, 2001, 66 (1) : 32-38.

[86]   POWELL N D, TARR A J, SHERIDAN J F. Psychosocial stress and inflammation in cancer [J] . Brain Behav Immun, 2013, 30 Suppl: S41-47.

[87]   PUJARI M, KAPOOR D. Heavy metals in the ecosystem: sources and their effects//KUMAR V, SHARMA A, CERDA A. Heavy Metals in the Environment [M] . Amsterdam: Elsevier, 2021: 1-7.

[88]   SEERAM N P, HENNING S M, NIU Y, et al. Catechin and caffeine content of green tea dietary supplements and correlation with antioxidant capacity [J] . J Agric Food Chem, 2006, 54 (5) : 1599-1603.

[89]   SEGERSTROM S C, MILLER G E. Psychological stress and the human immune system: a meta-analytic study of 30 years of inquiry [J] . Psychol Bull, 2004, 130 (4) : 601-630.

[90]   SHAFI A A, KUNDSEN K E. Cancer and the Circadian Clock [J] . Cancer Res, 2019, 79 (15) : 3806-3814.

[91]   SHI T, MIN M, SUN C, et al. Does insomnia predict a high risk of cancer? A

systematic review and meta-analysis of cohort studies [J]. J Sleep Res, 2020, 29 (1): e12876.

[92] SHIELS M S, COLE S R, KIRK G D, et al. A meta-analysis of the incidence of non-AIDS cancers in HIV-infected individuals [J]. J Acquir Immune Defic Syndr, 2009, 52 (5): 611-622.

[93] SMITH-BINDMAN R, LIPSON J, MARCUS R, et al. Radiation dose associated with common computed tomography examinations and the associated lifetime attributable risk of cancer [J]. Arch Intern Med, 2009, 169 (22): 2078-2086.

[94] STEELE V E, KELLOFF G J, BALENTINE D, et al. Comparative chemopreventive mechanisms of green tea, black tea and selected polyphenol extracts measured by in vitro bioassays [J]. Carcinogenesis, 2000, 21 (1): 63-67.

[95] STECK S E, MURPHY E A. Dietary patterns and cancer risk [J]. Nat Rev Cancer, 2020, 20 (2): 125-138.

[96] SUH S, KIM K W. Diabetes and cancer: is diabetes causally related to cancer? [J]. Diabetes Metab J, 2011, 35 (3): 193-198.

[97] TURNER M C, ANDERSEN Z J, BACCARELLI A, et al. Outdoor air pollution and cancer: an overview of the current evidence and public health recommendations [J]. CA Cancer J Clin, 2020: 10.3322/caac.21632.

[98] WALLIN A, LARSSON S C. Body mass index and risk of multiple myeloma: a meta-analysis of prospective studies [J]. Eur J Cancer, 2011, 47 (11): 1606-1615.

[99] WHO guidelines on physical activity and sedentary behaviour [EB/OL]. (2020-11-25) [2021-11-04]. https://www.who.int/publications-detail-redirect/9789240015128.

[100] WOLF I, SADETZKI S, CATANE R, et al. Diabetes mellitus and breast cancer [J]. Lancet Oncol, 2005, 6 (2): 103-111.

图书在版编目（CIP）数据

癌症一级预防科普教育手册 / 赫捷，张亚玮主编
. —北京：人民卫生出版社，2022.3
ISBN 978-7-117-32843-2

I. ①癌… II. ①赫…②张… III. ①癌 - 预防（卫生
）- 普及读物 IV. ①R730.1-49

中国版本图书馆 CIP 数据核字（2022）第 015984 号

人卫智网　www.ipmph.com　医学教育、学术、考试、健康，
　　　　　　　　　　　　　购书智慧智能综合服务平台
人卫官网　www.pmph.com　人卫官方资讯发布平台

癌症一级预防科普教育手册
Aizheng Yiji Yufang Kepu Jiaoyu Shouce

主　　编　赫　捷　张亚玮
出版发行　人民卫生出版社（中继线 010-59780011）
地　　址　北京市朝阳区潘家园南里 19 号
邮　　编　100021
E - mail　pmph @ pmph.com
购书热线　010-59787592　010-59787584　010-65264830
印　　刷　北京汇林印务有限公司
经　　销　新华书店
开　　本　889×1194　1/32　印张：11
字　　数　286 千字
版　　次　2022 年 3 月第 1 版
印　　次　2022 年 3 月第 1 次印刷
标准书号　ISBN 978-7-117-32843-2
定　　价　79.00 元

打击盗版举报电话：010-59787491　E-mail：WQ @ pmph.com
质量问题联系电话：010-59787234　E-mail：zhiliang @ pmph.com

32检